经络精油
芳疗小百科

褚柏菁 / 著

中国轻工业出版社

善用中医植物精油疗法，缓解不适困扰

"一名医生不应只教病人如何吃药，而是要教病人如何不吃药。"

空气、辐射污染、土壤、食物毒素等各种负面影响层出不穷，虽然现代人对养生保健越来越重视，然而，某些环境的伤害是不可避免的，比如我们不能选择呼吸不含有PM2.5的空气；除非自己种植，否则也很难确保不会吃到含农药的蔬果等，我们无时无刻不在接触各种致病外因（如致癌物等），逐渐地把身体推向各种疾病（如癌症等）。

临床行医多年，看过各种体质、各种病症，我体会到每一种体质和症状甚至疾病，都是日常生活中各种病因的累积，经过长期的病程酝酿。若要治愈疾病或是维持健康，需要多方的调整，包括情绪、作息、运动、饮食、预防毒素等。

因此，治疗疾病虽是医生的专业，但维持健康却是每个人自己的责任！一名好的医生不是只有解决症状及疾病，更要能为病患提供正确的保健观念以及有效、方便的自我疗愈方法，所谓医之"上工"是要走在疾病的前面，让人们掌握具体的方法，做到预防保健、远离疾病。

在我的职业生涯中，一直在寻找一个能够提升中医疗效，并且适合居家自我疗愈保健的方法。植物精油为脂溶性，分子小、渗透力佳、作用速度快、代谢也快，可方便、快速地应对各种身体不适，因此，"植物精油疗法"是一个有效、方便、容易学习的自我疗愈保健方法。再搭配正确的饮食习惯、充足的睡眠与适当的运动，确实能让人们改善亚健康状态，达到预防疾病的目的。

在我的前一本书《快速学会中医芳疗，提升配方疗愈效果》中，创立了"褚氏太极"理论，为一个完整实用的中医植物精油疗法理论，以中医的阴阳、十二经络理论为基础，并融合西方芳疗的精油成分分析。根据本人多年来的临床经验实证，"褚氏太极"就如同人的指纹或基因图谱一样，可对各精油的特性，及其对经络、生理功能及情绪的影响提出具象的勾勒，通过中医的辨证论治，更精准地使用精油，期望达到更进一步的效果。

本书以"褚氏太极"为引导，归纳出作用于人体十二经络的精油，指导读

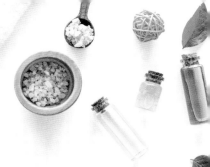

者正确缓解各经络的病症；并且，对各种健康问题进行辨证疗愈，提出明确实用的精油疗愈方法：先了解个人体质及疾病的病因，并依据"褚氏太极"了解各精油的阴阳、性味、归经等属性，再选择对症的精油、适当的配伍，以及最佳的使用途径，可视为"中医植物精油疗法"的守则。借助本书的指导，读者可有效地缓解自己及家人的健康困扰。

　　本书共六个部分，第一部分介绍植物精油疗法最新的保健趋势；第二部分导入"褚氏太极"，解析精油的组成与配伍如何影响人体健康；第三部分指导读者如何辨证体质，活用"褚氏太极"精油疗法；第四部分就精油如何循行十二经络，提升排毒效果，分别作详细地阐述；第五部分就48种常见病症，用中医辨证论治的理论，导入精油疗法；第六部分则以"褚氏太极"剖析60种精油的功能。

　　行医多年，我认为不只要精进中医的深度，更要发展中医的广度，孜孜不倦地为提升中医疗效及预防医学做更多的努力。生命有自我疗愈的本能，而自古以来，植物是中西方共同用于自然疗愈的工具，因此，植物精油和中药有许多相同的作用，如乳香、没药、姜黄、薄荷、豆蔻、广藿香等，身为中医，我期待推广植物精油疗法来达到全人健康的目的。

　　我希望本书能够帮助更多受各种病症之苦的人，找到最好的方式来自我疗愈，通过"中医植物精油疗法"，达到维持或改善健康的目的。期待自己的微薄之力，能让更多人越来越健康，越来越快乐。前人的智慧是如此珍贵，个人的见识却有限，虽然在植物精油疗法上有一些浅见，但不敢奢言完美，谨以此书抛砖引玉，供醉心于植物精油疗法的读者参考！

Dr. True 褚柏菁

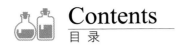

Contents
目录

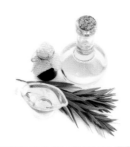

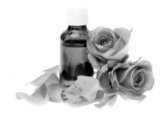

Part 5　48种病症辨证调理，疗愈身心更健康

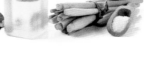

Part 6　60款精油完整履历

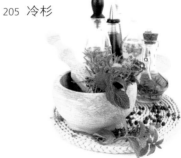

附录　十二经络及穴位图

使用精油注意事项

请在使用精油之前，详阅本书及精油的使用说明书，使用时也请务必遵守注意事项。尤其孕妇、儿童，以及有慢性病史、长期服用西药的患者等，请先咨询专业医生后再使用精油。本书作者及出版社无法对因使用精油所致问题负责。

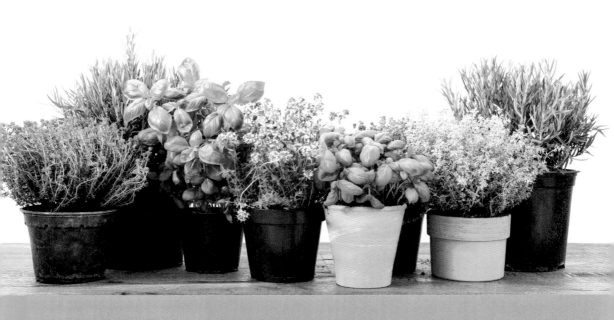

Part 1
植物精油疗法，
保健新趋势

现代社会，多数人处于"亚健康"状态，即"虽无疾病，但确实感受到身心不适"。由于医疗资源发达，许多人通过就医、吃药来舒缓不适感，但又担心可能有副作用。事实上，存在着兼具安全和效果的良方——植物精油疗法。

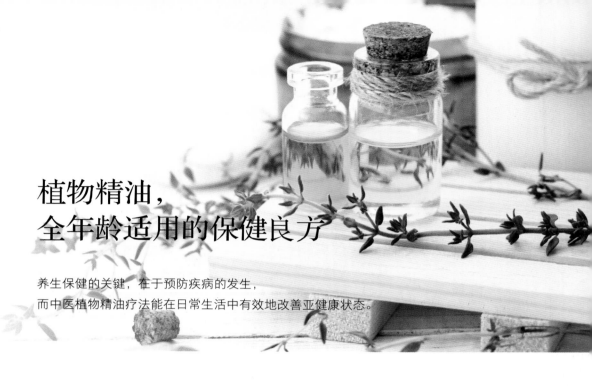

植物精油，
全年龄适用的保健良方

养生保健的关键，在于预防疾病的发生，
而中医植物精油疗法能在日常生活中有效地改善亚健康状态。

　　根据统计，有75%的现代人处在"亚健康"状态，这些人通常在健康检查时未发现任何疾病，但是他们却常感觉到身心不适，包含情绪不稳（焦虑、疲倦、易怒、爱哭、压力大等）和生理失调（头痛、头晕、多汗、失眠、消化不良、胸闷、掉发、抵抗力差、口干舌燥等）等症状。

　　为何会造成亚健康状态呢？那是因为现代人长时间处在高度紧张的工作、学习环境下，脑力负担和精神压力都十分繁重，加上未维持良好的饮食、运动与睡眠习惯，身心健康便容易出状况，伴随各种不适症状产生，身体也逐渐从健康状态转变成亚健康状态。若亚健康状态持续恶化，就会转变成心理及生理的疾病状态，因此绝对不能忽视，应通过适当的心理调适与生活管理，将身体调回健康平衡状态。

　　当你稍感不适，例如身心疲惫、肌肉酸痛，甚至习惯性头痛、失眠、月经不调等，都可能是日常生活中各种病因所累积的结果，这种虚实夹杂的复合型体质，除了就医、吃药外，其实有更安全有效的方法——植物精油疗法来调整身心不平衡的状态，通过植物精油保健，可以消除疲劳、适当舒压、加强心血管循环和新陈代谢等，使自己恢复健康、良好的身心状态，有效预防疾病发生。

有别于传统芳疗，
重新定义植物精油疗法

　　在原始时代，人们为寻找食物而采集野生植物的过程中，无意间发现一些可以用来治病或疗伤的药草；我国更有"神农氏尝百草"的传说。经过长期发展，衍生出中药炮制的技术，使关于药草的知识逐渐丰富起来。无独有偶，芳香疗法源自古埃及，兴盛于欧洲，其地位就如同中医之于亚洲一样，是门流传数千年、博大精深的学问。

在14世纪欧洲黑死病肆虐时，人们采用芳香植物作为熏香尝试驱除瘟疫，在公共场所挂满药草香包，最终疾病得到抑制。而后，芳香疗法成为欧洲大众日常养护及针对特定问题加以缓解、修复的良方。

精油的使用被广为人知，是由法国化学家雷内·摩莉斯·盖特佛塞（Rene Maurice Gattefosse）所推广。有一天，他在自己的实验室工作时突然发生爆炸，双手都感染了发病迅速的"气性坏疽"，而他只用薰衣草精油清洗一次，"气性坏疽"就停止恶化并且双手开始痊愈。盖特佛塞认为，芳香疗法应该是一门独立的学科，并发表在科技期刊上。至今，芳香疗法已经遍布全球，欧洲医疗已经能开精油处方来治病，相信还有更多精油疗法的惊人功效，等待人类探索挖掘。

我国药草自明代李时珍《本草纲目》以来，即对植物的疗愈功能有完整且清晰的描述，通过中医健全的辨证理论，兼取中、西两者之优点，可让"芳香疗法"更臻完备，疗效通达。在本人行医生涯中，通过不断研究、对比中医治疗与芳疗，发现了相互支持的脉络，终于淬炼出"中医植物精油疗法"，并发展出"褚氏太极"及其核心逻辑架构。

世界卫生组织（WHO）的非政府组织（NGO）成员"世界中医药学会联合会"于2018年4月14日正式成立"植物精油疗法专业委员会"，将植物精油疗法正式纳入世界级的治疗体系。这个划时代的突破，也宣告精油疗法成为预防医学的趋势已然来临！很荣幸地，本人因为在中医与植物精油疗法的经验与研究，被聘为委员会的副会长。

"中医植物精油疗法"和"褚氏太极"虽然是本人提出的理论见解，但构建于中医的理论之上，多年来印证于临床实证及中外芳疗验方，效果显著。但我要特别叮嘱的是，对于完全没有中医背景的人来说，要透彻地理解"褚氏太极"的理论或许有些困难，不妨略过钻研理论而直接运用它，你会发现：原来所有精油具备的健康效益，在"褚氏太极"中是可以一目了然、易学易懂的，甚至可以预测其功能。这正是现代科学所强调的准确性与重现性。

对精油期待不同，将引领多元功能

在探讨精油的功能之前，应该先了解：我们对它的期待是什么？期待它扮演什么角色？期待它带来什么助益？不同的期待，将得到不同形态，甚至不同组成的精油。即使是相同产地的薰衣草，或是相同产地的依兰，基于不同的功能期待，会使用不同的萃取方式，对其成分也会有不同的纯化或取舍。基于对香氛与健康的期待，所萃取出的精油将有明显的差异，不仅是产地，品种、萃取方式、成分的纯化或取舍皆会有不同。

如果基于香氛的考量，必须要做一些纯化来确保香味，因而有所谓的第一次蒸馏、第二次蒸馏，甚至第三次蒸馏的萃取方法。本书使用精油的目的在于养生保健，全精油的成分及配伍比例历经了植物与人类天然演化的验证，所以对健康更有助益。

因此，为了养生保健的目的，在萃取精油的时候，要把对健康有益的其他脂溶性成分也一并萃取出来，除了剔除有害成分外，不再做额外的纯化处理。这些天然的复合成分在特定比例下，经协同作用，可以对人体产生健康效果。有些基于健康期待所产出的精油可以直接使用，不是因为它的纯度不够或被稀释，而是因为萃取方式是全精油萃取，并没有做额外的纯化处理。"中医植物精油疗法"和"褚氏太极"所提及的精油即是以养生保健、维护健康为目的所生产的精油。

精油疗法的使用不分年龄层，皆可依精油疗愈的特性，平衡各种身心问题，预防疾病发生，免于自主神经系统失调的问题。尤其面对生活中的亚健康状态，如喉咙瘙痒、偶发过敏、腰酸背痛、睡眠障碍、情绪不安等。

精油除了用于居家护理，同时也可以运用于清洁、消毒、杀菌，例如，在喷雾瓶中把5~6滴柠檬、野橘等精油与水混合，即可制成消毒喷剂。摇匀后，可在案板、微波炉、冰箱、垃圾桶的表面喷洒。通过多元化的使用途径，就能与身体、居家层面更加契合。

举例来说，一般居家保健箱，例如大家常用的碘伏，属于化学药剂，主要功能是消毒抗发炎，相对于此，天然植物精油中

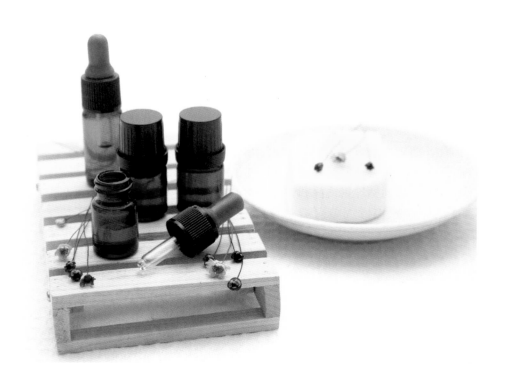

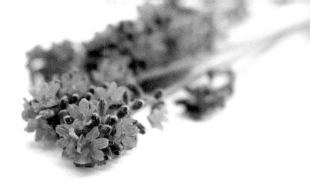

的薰衣草精油就可以直接用于伤口上。另外，若是伤口比较深、化脓，可以用有"液体创可贴"之称的"没药精油"；热感冒、风热头痛，可用薄荷精油解风热。此外，天然止痛药"冬青精油"可以取代民间的止痛药膏，避开化学、类固醇等成分。而牙科病患常用的"丁香精油"，则是针对牙龈发炎、牙痛，作为快速的消炎止痛剂。因此，也可以在身体不适时使用精油自我缓解症状。

此外，精油也能作为安抚重病患者心的辅助疗法，例如，缓解癌症患者身心的不适症状，通过嗅吸、按摩帮助心情放松、缓解不适，提升生活品质，甚至有些医疗机构已经将精油疗法作为辅助，以缓解患者在身体、心理所产生种种的不适。

时至今日，精油尚无法取代正统西医或中医治疗，但科学家、医生、研究人员和很多关心自身健康的人，正开始探索和发觉顺势疗法及精油的好处。对我而言，将"中医植物精油疗法"定义在预防医学上，可达到身心平衡、预防疾病及提升生活品质的目的。

精油具有快速修护的特性，发挥功能后迅速分解，不会累积在人体中，可快速又方便地缓解各种不适状况。因此，中医植物精油疗法是有效且易于操作的保健方法，是目前值得信赖的养生法门。对医疗专业人员而言，中医植物精油疗法则是一个安全有效的辅助疗法。

精油作用和中草药系出同源，相辅相成

人类依赖植物生存有数千年的历史，近代更将植物中的花叶、果皮、树根、种子、茎及花朵等部位，经蒸馏方式萃取挥发性成分，即"植物精油"。同样的植物精油，会因为不同的萃取部位、种植地土壤情况、气候、经纬度、肥料及收获季节、萃取方式等因素，导致其化学成分及纯度不同。因此，我特别强调要购买经过认证的精油品牌，才具安全性。

精油有别于中药煎剂或药粉的浓缩剂型，属于芳香类植物，含挥发性香气。《本草纲目》中有记载的芳香类中药与现代常用的精油有许多相似功效，例如，乳香、没药、薄荷、丁香、侧柏叶、广藿香、豆蔻、生姜、佛手柑、肉桂、甜茴香、橘皮等。这些中药除了可以煎剂或药粉的方式给药外，还能以植物精油的剂型，让整体的治疗方式更全面，疗愈效果更迅速。

举例来说，在中医典籍中，豆蔻作用于肺、脾、胃经，可化湿行气、温中止呕、开胃消食；在精油芳疗中，则强调可抗菌驱虫、抗痉挛、镇痛、抗发炎等功能。因此，若能结合中医与精油疗法两者经验，内外兼施，便能将豆蔻做更广泛及完整的运用。

抗菌解毒成分，
可对抗多种疾病

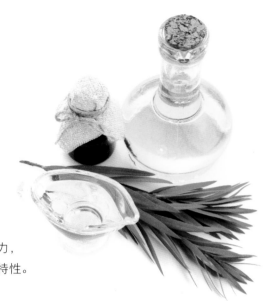

精油对各种身体不适都有着不同程度的疗愈能力，
而原因可归功于其十种对人类健康极有帮助的特性。

1. 抗真菌

　　真菌（Fungi）泛存于空气、水、土壤以及各类生物的体表或体内。真菌在分类上的分歧很大，种类也很多，但可以通过皮肤表面的裂缝寄生在人体内，如皮肤、指甲、口腔、呼吸道、肠胃道和阴道口，并可能导致不同类型的皮肤感染。

　　事实上，市售的抗菌软膏或抑菌喷雾多含有抗生素。因此，有些真菌的菌种逐渐出现抗药性，不容易根治。

　　真菌类的致病机制复杂，更常合并感染，所以单一成分的处方治疗效果有限，往往容易复发，甚至产生抗药性。不过，精油具有多种成分协同作用的多方向疗愈特性，可同时抑制多种真菌且不易产生抗药性。

　　欧洲、美国的研究机构曾发现，含有柠檬烯、醇类等成分的精油，都拥有很好的抗真菌效果，例如柑橘类、茶树等精油。

　　常运用于抗真菌感染的精油如下：薰衣草、百里香（各种念珠菌）、茶树、柠檬草（各种念珠菌）、牛至、罗勒（各种念珠菌）、丁香（各种念珠菌）、天竺葵（阴道念珠菌）、佛手柑（酵母、皮癣菌）等。对以下所述之常见真菌疾患，有良好的抑菌效果。

● 香港脚（脚癣）

　　我国南方夏季湿热，许多人习惯长时间穿布鞋、皮鞋，足部便易闷热流汗，易导致真菌感染。临床上常见的症状有脚趾间发红、脱皮、发痒、疼痛的小水泡，脚跟和足部两侧异常增厚角化、脱皮，还可能伴随不同程度红肿等情况，甚至起水泡、发痒。

适用精油 茶树、牛至、百里香等。

- **股癣**

　　股癣是指股内侧、会阴、臀部和大腿内侧，感染真菌后引起的皮肤病。股癣真菌可以通过内衣、浴巾等传播，而股癣的发生与高温湿热也有关系。此外，中医认为"痰湿体质"的人，因身体湿气重，发生率也较高。股癣也会被误认为环癣，因为它们具有相似的外观，但存在于不同的区域。

适用精油　佛手柑、广藿香、天竺葵等。

- **花斑癣**

　　这种疾病通常会影响背部、颈部和上臂等身体部位。这种真菌喜欢油性皮肤，其主要症状是皮肤变色，而变色部位可能更浅或更深。花斑癣通常发生在天气炎热和潮湿的时候。

适用精油　薰衣草、天竺葵、广藿香等。

- **金钱癣（环癣）**

　　金钱癣通常可在暴露的身体部位发现，如手臂、腿部和脸部，容易传染他人并扩大到身体其他部位，一般会通过接触患者或直接感染而有症状。金钱癣部位通常会呈现出红色，有鳞屑、会结痂，是一种环形皮疹，有时还会瘙痒。

适用精油　雪松、佛手柑、没药等。

- **灰趾（指）甲（甲癣）**

　　指甲真菌常见于脚趾甲面，主要在于该区域的环境比较温暖潮湿；但也可能影响手指甲，因为它们是由真菌的食物源"角蛋白"组成。指甲真菌往往从指甲边缘开始，并扩散至指甲根部，会使指甲颜色变为灰黄色，并使其变脆。当真菌变得太厚时，会令人非常痛苦，特别是穿鞋时，因额外压力和变脆的趾甲，让人疼痛难耐。根除灰趾（指）甲很困难，因为指甲真菌常合并念珠菌并存在于坚硬指甲，普通药物往往难以渗透其中。

适用精油　牛至、百里香、柠檬、茶树等。

- **念珠菌**

　　念珠菌是假丝酵母属（酵母的一种）所造成的真菌感染，经常存在于口腔、皮肤、消化道、阴道等黏膜组织或脏器中。念珠菌平时不会致病，但当处于酸性、闷热潮湿的环境，包括皮肤表面高温多湿、有伤口、常受到摩擦、汗流较多等，就可能使念珠菌大量增殖，引起人体不适。

　　念珠菌原本就存在于体内，但在人体环境出现变化时，就可能大量增殖、感染，所以极难根治，非常容易复发。当女性阴部出现灼热、瘙痒、红肿等问题，可能是感染"白色念珠菌"的真菌，常发生于经期前后、停经或生产后。另外，经常穿着厚重、紧身或合成纤维的裤装，也较容易增加感染机会。

适用精油　天竺葵、佛手柑、薰衣草、没药等。

2. 抗细菌与病毒

　　细菌是单细胞微生物，依其外形可分为杆菌、球菌和螺旋菌三类，以分裂法增殖，多靠寄生或腐生方式生活，遍布于土壤、水、空气、有机物质或生物体内和体表。

　　精油会依不同模式对抗微生物，类似人体抗体的机制。其具体功效如抗细菌、真菌、病毒感染、消毒等。

在人体与周围环境，环伺着各种致病原，包括细菌、真菌、病毒等，其皆有特殊外壳，如细菌、真菌的细胞膜、细胞壁；病毒的外壳（Coat）及包膜（Envelope）等，而外壳是致病原的防御屏障，同时也包含辨识标的，具备致病原间沟通的功能（群体感应，Quorum Sensing）。

微小的精油分子可干扰致病原的外壳，降低病原体的防御力、抑制病原体的群体感应，同时提升病原体被人体免疫系统的辨识度，于是致病原得以迅速被抑制。一般的抗生素由于分子较大，无法穿透细胞膜，故无法处理病毒感染，而精油则无此限制，因此各种致病原包括细菌、真菌、病毒等皆能有效被抑制，可作为抗生素的天然取代物。

精油还具有脂溶性及小分子性，涂抹在皮肤患处，能直接渗入组织细胞，由微循环而吸收精油分子，产生作用。

对症常用精油种类如下：

（1）抗细菌感染　茶树、薰衣草、乳香、山鸡椒、百里香、牛至、尤加利、橙花、广藿香、绿薄荷、迷迭香、胡荽叶、柠檬、莱姆、佛手柑、雪松、穗甘松等。

（2）抗病毒功能　香蜂草、玫瑰花、广藿香、丁香、肉桂、桂皮、柠檬草等。

此外，处方精油可搭配基础油调和抹于患处，多次涂抹能提升疗效。而精油也相容于中药药膏的剂型，例如，以青黛、三黄、紫草等中药材制成的中药皮肤药膏，可加入薰衣草、茶树、牛至等精油配方，运用于各种癣症疾患，协助发挥疗效。

3. 解毒力

如前所述，很多精油成分具有抗菌、抗真菌、抗病毒等特性。研究发现，精油能够摧毁很多有害的细菌和病毒，同时支援免疫系统。例如，精油可帮助肝脏排出血中毒素。也有其他研究指出，迷迭香精油成分可诱导肝酶活性，显示它有可能提高肝脏的解毒能力。在褚氏太极中，入肝、肾、膀胱经的精油，如杜松、迷迭香、柠檬、天竺葵等，具有清肝解毒的功能。

此外，精油含有非常强的抗氧化物，而抗氧化物可抑制自由基。自由基在体内由新陈代谢后自然产生，也可由环境因素（如污染、辐射和香烟烟雾等）而产生，在这些情况下，自由基的数目比身体天然的抗氧化物还要多，会破坏蛋白质、DNA及体内组织，可能会导致细胞受损和死亡。

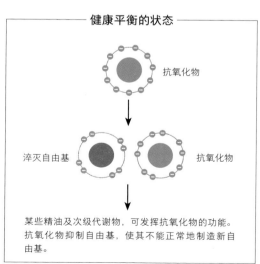

某些精油及次级代谢物，可发挥抗氧化物的功能。抗氧化物抑制自由基，使其不能正常地制造新自由基。

自由基和抗氧化物之间不平衡会发生疾病，精油及其他抗氧化物能够抑制自由基的伤害，使身体保持平衡健康。

某些精油的次级代谢物可作为体内的"自由基清除剂"，例如，柠檬、丁香、永久花等，都能将自由基分子尚未成对的电子包覆并降低其活性。

4. 高渗透

精油是由极细小的分子所组成，能快速地渗透皮肤；且具脂溶性特性，对细胞膜有高亲和力，可以快速通过细胞膜。

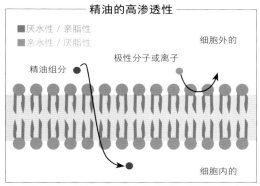

精油的高渗透性

■ 厌水性 / 亲脂性
■ 亲水性 / 厌脂性

当水和油混在一起时，最终都会分成两层。细胞膜的形成也类似这种现象。而精油的亲脂性，可以穿透这层油性屏障，使其更快地在脂质膜上扩散穿过。

5. 高吸收

精油分子极小，有着高渗透力，因此就有相对的高吸收力，可以对全身细胞进行调节，产生影响。

当精油进入体内，可发挥如同"信使"的功能，经人体的"经络"系统传送到全身各处发挥影响。其具体功效全面，例如，增强消化功能、平衡自主神经失调、安神助眠、补气、活化红细胞及其他细胞等。

"经络"就像是交通道路，在人体各区域发挥快速联系的功能。由此可知，人体经络系统对精油的作用极为重要。

事实上，精油有能力在20分钟内（甚至更快），对体内细胞产生作用。

6. 易代谢

精油不像药物会残留在体内。精油是由很多不同的天然化合物组成，而每一种化合物都有不同的代谢率。肝脏对精油的代谢，是将精油中的每种化合物转换成它的代谢物形态。特别是精油中的单萜烯类，如柠檬、莱姆、葡萄柚等精油，由于其分子小，作用速度快、代谢效率也高。

代谢主要通过肾脏、肺脏、肝脏作用。当精油进入体内数分钟后，传送至身体组织里，并且于数小时后皆可完全排出体外。为什么精油在体内的代谢速度高于其他物质？第一，精油的组成化合物极为微小（纳米级）；第二，不会形成如同糖类或蛋白质般大型聚合物，所以能在生物体内迅速分解，不具生物积聚性，不会积存于脂肪或其他脏器里，只要间隔适当的代谢时间（少于4小时）就可完全分解。使用适当的剂量，就算连续使用也不易产生生物积聚作用。

7. 挥发性

精油的挥发性化学分子在通过鼻腔并转换成电位信号后，就循着嗅神经直达掌控情绪、记忆、性欲的大脑边缘系统，除了神经的电位信号外，这些特殊的挥发性化学分子可以经鼻腔及肺泡内大量微血管，

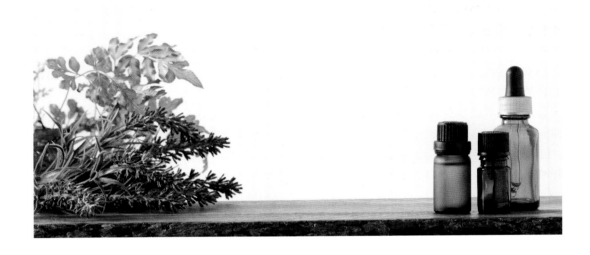

穿越血脑屏障进入脑部，再通过边缘系统对大脑发挥更精密的调控。另外，也间接影响脑垂体、下丘脑、自主神经系统等调节内分泌、消化、睡眠与代谢的重要器官，及大脑皮质等运算思考的重要区域。

嗅神经传递的电位信号，会对生物体产生迅速的影响，但通常较轻微；经微血管穿越血脑屏障进入边缘系统的精油分子，虽不及电位信号迅速，但影响效果深远，而精油的挥发性特质，使其兼具迅速与深远的效果。举例来说，几滴依兰或茉莉精油，可以瞬间让你感受到花的芬芳，接着，浪漫动情的感觉就充满了你的身心，这就是迅速而深远的效果。

所有的精油都可以通过嗅吸，影响大脑的神经反应。例如，倍半萜烯以及酯类成分，研究证实，其能够稳定中枢神经，影响情绪、睡眠和自主神经系统。

8. 抗氧化

氧，是生物不可缺少的生命要素之一，而氧化作用则是生物体内每天都会进行的重要反应。在人体内氧化作用所产生的活性氧（Reactive Oxygen Species，ROS）是指"化学性质活泼的含氧原子或原子团"，这些ROS原本是体内一种很有效率的防御系统，但在过度生产的情况下，这些物质反而会危害正常的细胞、组织或器官。这些内生性的氧化压力与外在环境中的自由基，在体内会攻击脂质、蛋白质、DNA等分子，进而引发多种疾病。

● 四种常见抗氧化作用

抗氧化作用是精油很重要的功能之一，因为过多的自由基与活性氧化物质会影响正常的生化反应，破坏身体中的蛋白质、氨基酸与DNA。现代医学已证实，许多疾病发生的原因都与体内过多的氧化作用有关，如癌症、中风、阿尔茨海默病、动脉粥样硬化、白内障与糖尿病并发症等，都有直接或间接的关系。

人体原本就存在一些抗氧化酶，例如，超氧化物歧化酶（SuperOxide Dismutase，SOD）、过氧化氢酶（Catalase，CAD）、谷胱甘肽转移酶（Glutathione S-transferase，GST）与谷胱甘肽过氧化物酶（Glutathione Peroxidase，GPX）等，都可以与过多的自由基反应，来维持体内自由基的恒定。

除此之外，在我们日常生活饮食中，也会摄取一些天然抗氧化物质，如维生素C、维生素E、番茄红素、多酚类、儿茶素与类胡萝卜素等。

抗氧化物质依其作用的原理，可分为：

（1）自由基的终止剂（Free Radical Terminator）主要的作用为干扰或延滞连锁反应的增殖步骤，大多数为酚类化合物，提供氢原子后，可形成稳定的共振型式阻断氧化。红酒中的多酚类和维生素C，皆属于此类。

（2）还原剂或是清除剂（Oxygen Scavenger）主要由抗氧化剂本身氧化还原能力来抑制氧化，例如亚硫酸及其盐类，在食品中容易氧化成硫酸盐，因此有抗氧化作用。

（3）螯合剂（Chelating Agent）可与金属产生螯合作用而间接减缓自由基氧化作用进行，如乙二胺四乙酸（EDTA）、柠檬酸皆属此类。

（4）单线态氧抑制剂（Singlet Oxygen In-hibitor）能破坏单态氧的氧化作用而抑制光氧化进行，常见的如类胡萝卜素。

● 精油的抗氧化反应

"精油的抗氧化特性之一——延缓老化"也是一个相当受重视的主题，因此，精油的抗氧化作用可以应用于广泛的病症。精油中大多都含有"还原性"成分，这些成分不仅单独存在时具有抗氧化作用，而且组合在一起时也有抗氧化作用，并且大部分都能产生协同作用，使其组合后还原性增强。

另外，精油中某些还原能力很弱的化学成分单独存在时，在贮存、加工或使用的过程中，由于发生了一系列生化反应，产生具有很强还原性的物质，即精油中还存在潜在的抗氧化成分。因此，精油的抗氧化性是来自本身所含的还原性成分和潜在的还原性成分，是二者共同作用的结果。

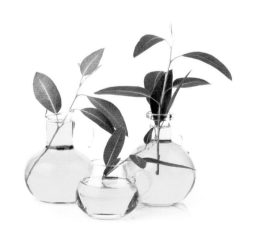

许多植物精油成分，如醛类、芳樟醇、橙花醇、石竹烯类、单萜烯类、蒎烯类、酚类等，具有高抗氧化力。举例来说，精油中的百里香、丁香、柠檬草、山鸡椒、古巴香脂、胡荽、肉桂、桂皮、罗勒、尤加利、牛至、柠檬、莱姆、茶树、穗甘松等，因富含上述成分，都具有优异的抗氧化作用。而精油的抗氧化作用，常有助于降低罹患疾病的风险。

抗氧化精油还有许多有益的功能：在粮油食品中使用高安全性的精油类抗氧化剂，符合未来食品的发展趋势。开发天然精油型食品抗氧化剂（同时具备杀菌、抑菌、芳香等作用），比开发天然的单纯抗氧化剂更有价值。

此外，精油已广泛运用在日常生活中，如洗发水、香皂、护肤品、口红、居家清洁用品等。现代人追求天然无毒的概念，精油的各项产品渐受重视。目前精油的相关研究，在国内外也不断被提出，相信随着生物科技的不断进步，精油的全面应用将逐渐实现。

9. 提升免疫力

精油具有植物"再生""补氧"及"增强免疫力"的属性。

举例来说，谷胱甘肽（GSH）是一种氨基酸，可由肝脏合成，是肝脏解毒过程中很重要的物质之一，在蔬菜、水果、肉

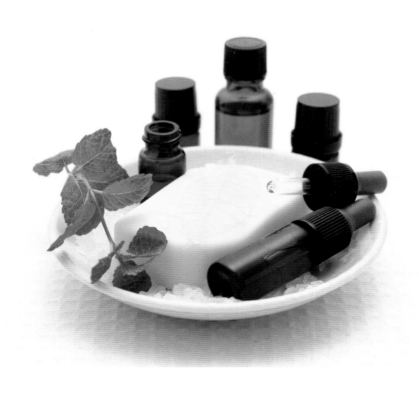

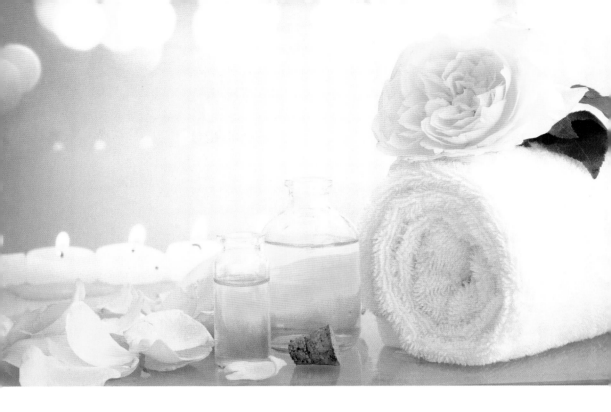

类中也含有此种成分，也是体内重要的抗氧化剂，能维持免疫功能、促进组织的生长与修复、制造身体所需的蛋白质等。若体内有足够的GSH浓度，便可以增强免疫力，对抗各种疾病。

然而，随着年龄增长、生活不规律、饮食习惯不均衡等因素，体内GSH浓度会逐渐减少。研究发现，葡萄柚、野橘、柠檬、莱姆等柑橘类精油中，都富含柠檬烯成分，可提高还原谷胱甘肽的活性。

精油成分中倍半萜烯、单萜类及褚氏太极阳性功能相关的成分（如酚类、肉桂醛），其抗病毒、杀菌功能特别明显。除了前项具强化免疫功能的成分外，褚氏太极中具生理复原功能的单萜醇、倍半萜类、单萜酮，也具有调节免疫之功能。

常见的具有调节免疫功能的精油有乳香、古巴香脂、罗勒、雪松、玫瑰、薰衣草、丁香、生姜、柠檬草、广藿香、尤加利、柑橘类精油等。

10. 效果快

精油具有高浓缩性、高渗透性、高吸收性的特性，可在20分钟内对身体产生作用。行气力强的精油如柠檬草、冬青、薄荷、德国洋甘菊、蓝艾菊、冷杉、丁香等，可辅助缓解急性病症，如酸痛、神经痛、痛经、头痛等。

精油在被局部涂抹于人体后，经皮肤渗透，可直接作用于神经，改善软组织的微循环，使僵硬的肌肉放松。通过血管吸收，可作用于全身其他部位，不仅局部止痛，也能缓解其他部位疼痛。

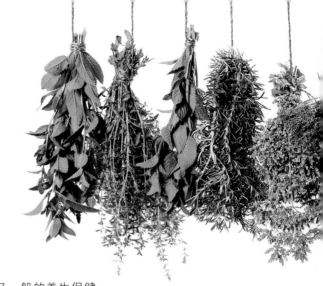

纯天然护理配方，
在家就能舒缓不适

中医植物精油疗法超越了传统的芳香疗法及一般的养生保健，
具有独到的特色。

1. 中医配伍原则 × 精油协同作用 = 调理更有效

精油就像工具箱或是居家保健箱一样，并非一种精油就只能针对一种病症，它的化学组成各司其职，有着不同功能，可以有不同用途，也可以将多种精油调配出更多、更有效的作用。不同复方精油组合在一起，相互作用，效果可以是协同性增强，或产生拮抗性减弱。详细说明请见Part 2。

因此，本书由"褚氏太极"的导航及中医配伍原则，让大家在选择单方精油、调配复方精油时有所依据，同时能够掌握各种精油的禁忌，甚至可以探索精油的未知功能。最重要的是，能从中分析某些组合的精油配方，可以使效果更好。将中医理论以此导入精油疗法中，建立完整的中医植物精油疗法。

2. 中医辨证 × 精油疗愈 = 身心更平衡

本书以中医理论为出发点，首先通过辨证了解个人体质及病因，并活用各精油的阴阳、性味、归经、其所影响的经络系统等属性，选择对症使用的精油及配伍，并根据各种病症来决定使用方法。通过各种途径使用精油，使气血得以疏通，调节人体脏腑功能，改善身体失衡状态，灵活运用"褚氏太极"以充分发挥精油疗法的功效。

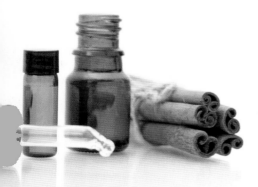

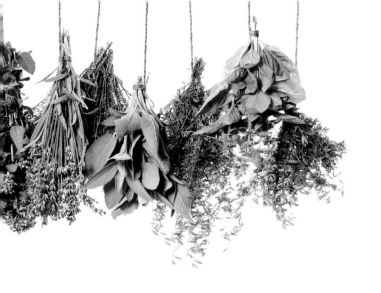

将中医辨证及西方精油疗法的精髓合而为一，不仅可缓解现有的症状，同时预防未来可能发生的状况。

3. 中医保健 × 吸收快 = 居家护理更方便

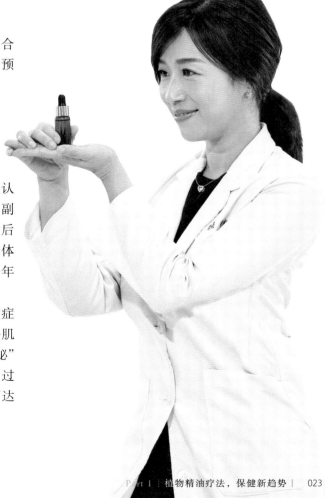

过去大家对中西医各有疑虑，有人认为中医疗效慢，但西药成分过于强烈、副作用多。而在经过本人对精油多年研究后发现，因为精油分子小，渗透力强，在体内传递速度快，且副作用小，因此不分年龄、性别，是居家保健的良方。

本书将提供现代人常见的四十种病症的精油处方建议，分别从"皮肤""骨骼肌肉""代谢""自主神经""呼吸道""内分泌"六大系统切入说明。相信每个人都能通过使用这些精油疗法调整各种病症，进而达到养生保健功效。

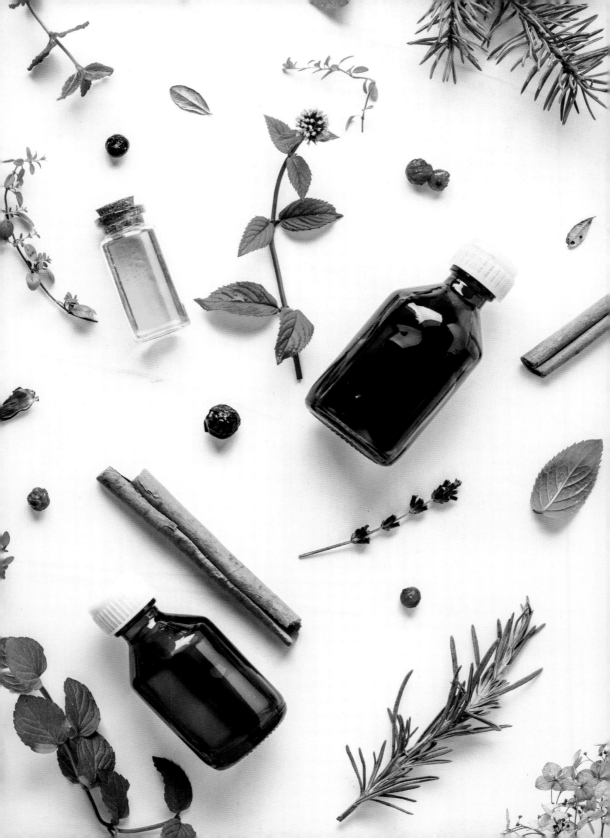

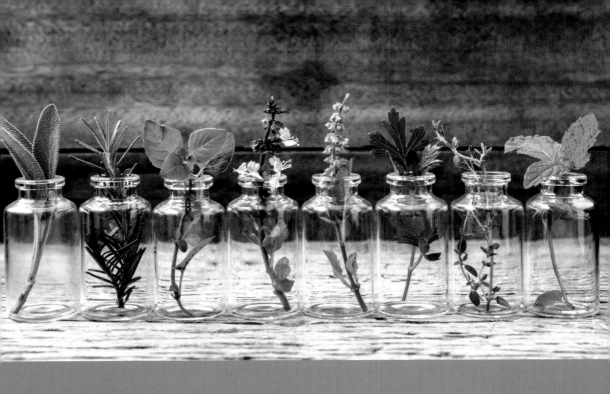

Part 2

独创"褚氏太极"，
中医实证精油疗法

只是了解每种单方精油所含成分及其相关功能，无法获得
最大效益。借助独特的"褚氏太极"导航，不但可以深入
分析、掌握精油的全面特质，还能使相关疗程的效果最大
化，进而有助于实际运用在日常生活中，提升自我身心
健康。

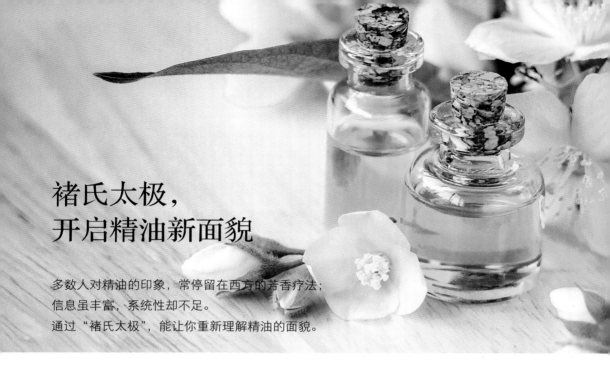

褚氏太极，
开启精油新面貌

多数人对精油的印象，常停留在西方的芳香疗法；
信息虽丰富、系统性却不足。
通过"褚氏太极"，能让你重新理解精油的面貌。

20世纪初，伦敦的保养专家马格利特·摩利（Marguerite Maury）首次将芳香疗法结合脸部、身体按摩技法，加上独创的脊椎按摩术，并针对病患的需求及症状选择适合的植物精油。从此之后，芳香疗法有了新的转变，并将其扩展到辅助医疗和整体医疗上。

针对精油成分及功效，西方有许多的研究，但多着力于症状的处置及片段的实证，而缺乏系统性的整体理论架构。因此，多年来本人致力于将中医理论与植物精油的功能性研究相结合。

"褚氏太极（True's Taigi）"正是以中医的阴阳、经络理论，以及植物精油的成分分析为基础，加上本人多年临床实证经验而产生。"褚氏太极"构建了精油成分分类与人体十二经络和心理之间的相关性，并据以归属阴阳、实际应用。每一种精油

皆有其独特的"褚氏太极"，就如同人的指纹或基因图谱一样，能将各单方精油的阴阳特性、影响经络、生理功能及心理功能描述得较为具象化。据此，精油与健康的关系不再是零碎片段，而成了有逻辑、有脉络的知识，此为"褚氏太极"不可取代的独到价值。

为何采用褚氏太极？

西方传统芳疗专注于经验法则的累积，对精油研究着重于成分分析与实证，相关资料极为丰富，而这些被前人验证过的珍贵经验法则可不断地被实践，然后被再次验证。但在精油疗法逻辑的整体观上则较为欠缺，即使一些医生及生物化学家曾提出精油化学模型，但多专注于特定方向；褚氏太极则将这些被前人验证过的珍贵经验

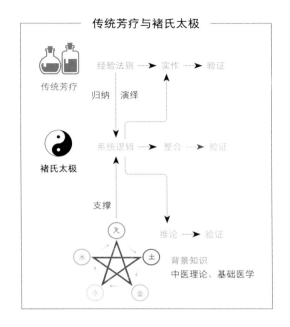

传统芳疗与褚氏太极

法则加以归纳、演绎，并以中医及基础医学的相关背景知识加以支撑，产生了完整的系统逻辑。依据这个系统逻辑，不但可重复实践所累积的经验法则，还可以整合，甚至推断出新的经验法则，于是被验证的已不再仅是片段的信息，而是完整而且再衍生的知识。

褚氏太极以中医的阴阳五行、经络理论为基础，从而演绎出生理与心理层面的影响，并配制精油成分的分类。由"褚氏太极"的导航，将各种单方精油的特性，结合中医阴阳太极、十二经络等理论，归化更明确、更有系统，不但能够量化，让大家选用单方精油、调配复方精油时有所依据，还同时避免使用各种精油时的禁忌及排毒风险。

中医植物精油疗法以"褚氏太极"为核心，解析精油的组成与配伍如何与人体产生相互作用，进而影响人体健康。依据褚氏太极，各精油可显示其药性，即可由对经络及脏器产生特定影响，进而达到调节生理功能的效果；也可由对大脑（尤其是边缘系统）产生特定影响，进而达到调节身心功能的效果。通过各种途径来使用精油，使气血得以疏通，调节人体脏腑功能，改善身体失衡状态；因此，若能灵活运用"褚氏太极"，将能充分发挥精油疗法的效益。

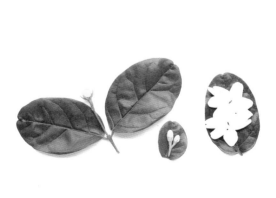

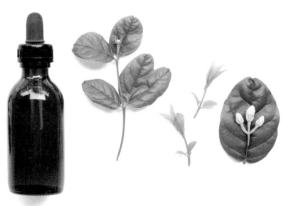

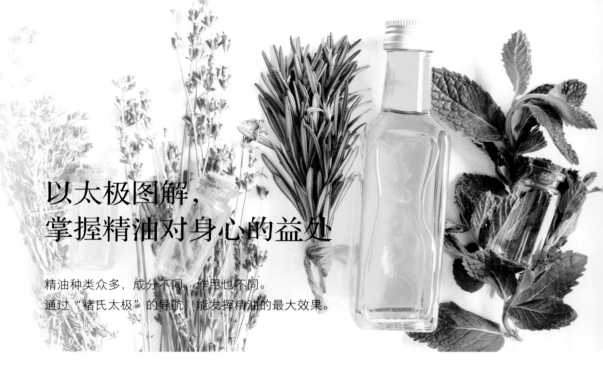

以太极图解，
掌握精油对身心的益处

精油种类众多，成分不同，作用也不同。
通过"褚氏太极"的导航，能发挥精油的最大效果。

"褚氏太极"以具体的图像勾勒出精油特性，呈现出精油芳疗效果的逻辑。因此褚氏太极，有助于真正理解、善用精油。针对褚氏太极的理论，另有专书详细说明，本书着重在如何实际运用在日常生活。

一、体与用的相互关系为太极

为了说明精油组成成分如何影响人体，将人体区分为"体""用"两个层面，并将"体""用"的"相互关系"当作主体，以一个太极来表示。太极分阴、阳，阴、阳为相对的概念，静相对于动为阴，动相对于静为阳，当阴阳平衡时，身体即处于健康的状态。

人体的"体""用"，可以用二维坐标来表示，坐标的纵轴为体（人的身心），越偏向上方越阴，越偏向下方则越阳。坐标

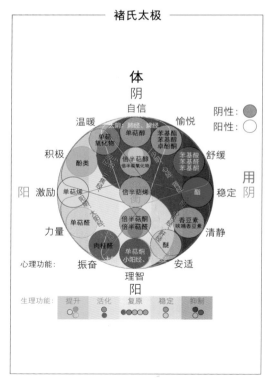

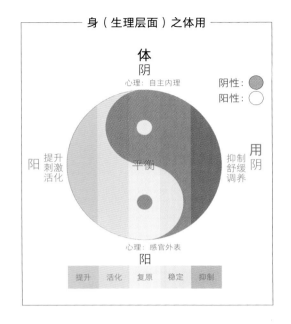

身（生理层面）之体用

体
阴
心理：自主内理
阴性：●
阳性：○

阳　提升刺激活化　平衡　用　抑制舒缓调养　阴

心理：感官外表
阳

提升　活化　复原　稳定　抑制

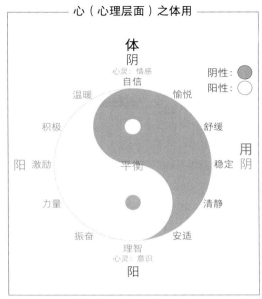

心（心理层面）之体用

体
阴
心灵：情感
自信
温暖　　愉悦
阴性：●
阳性：○
积极　　　　　　　舒缓
阳　激励　平衡　稳定　阴　用
力量　　　　　　　清静
振奋　　　　安适
理智
心灵：意识
阳

的横轴为用（人的功能），越偏向右方越阴，抑制、舒缓的作用越强；越偏向左方则越阳，提升、活化的作用越强。

"褚氏太极"中的"体"以"直轴"呈现，但实际上是由身（生理层面）及心（心理层面）两个轴所构成的面，两个轴各具阴阳两仪，合之而成四象，再加上"用"横轴也具有阴阳两仪，整体就形成三维的立体坐标，是为"八卦"，恰与我们所存在的三维世界相呼应。不过，由于书籍是平面的，这里将身（生理层面）的体用及心（心理层面）的体用同时以一个平面来呈现。

● "体"掌管身心

体，指的是身心，可区分为具象的"生理层面"及抽象的"心理层面"。

就生理层面而言，"感官"如眼、耳、

鼻、舌、皮肤等，"表"如胆、小肠、胃、大肠、膀胱、三焦，这些部分偏阳；"自主"如免疫、体温、血压等，"里"如肝、心、脾、肺、肾，这些部分偏阴。

就心理层面而言，意识主要作用于边缘系统偏新皮质区的部位，偏阳；情感主要作用于边缘系统偏脑干的部位，偏阴。

● "用"掌管功能

用，指的是功能，而生理及心理层面皆有其功能。"提升"相对是阳性的功能，通常有刺激、活化的特性；"抑制"相对是阴性的功能，有舒缓、调养的特性；二者之间，存在着"平衡"的状态。

● "太极"的核心观念

太极的意义，就是体、用的相互关系，人体的体、用配置，必须维持在太极中，若不在太极中，阴阳失衡，身体就会产生各种病症。

"相互作用"或"相互关系"是太极的核心观念，人体的体、用，包括生理与功能之间、心理与功能之间，乃至生理与心理之间，皆是如此。

中医的五脏六腑并非局限于体，而是关乎于体用之间的"相互关系"。所以在太极中，六腑（胆、小肠、胃、大肠、膀胱、三焦）为阳，阳则刚，刚不可久，意指六腑运作变化幅度较大但有暂息之时；五脏（肝、心、脾、肺、肾）为阴，阴则柔，柔不可守，意指五脏运作变化幅度有限但持续不止而稳定。

阴阳之间互为表里、相互依附，所以阴性的五脏经络与相表里阳性的六腑经络及五官之间相互影响密切。也就是说，当人体阴阳失衡，身体就会产生各种相互影响的病症。

二、大脑心理活动与褚氏太极之阴阳

人类之所以异于其他动物，即在于人类有丰富的心理活动，而心理活动则运作于大脑。大脑心理在褚氏太极中各有其对应的位置：边缘系统偏新皮质区的部位及新皮质区中的额叶、顶叶、颞叶、枕叶，主要影响意识，偏褚氏太极中的阳；而边缘系统偏脑干的部位，包括视丘、下丘脑、海马体、杏仁核、扣带回等，主要影响情感，偏褚氏太极中的阴。

● **最古老的"爬虫脑"**

脑干是我们的大脑里最古老的部分，

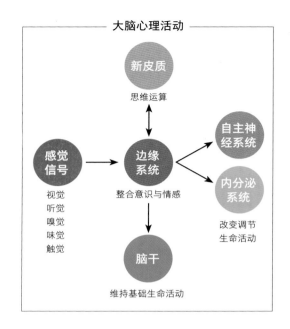

大脑心理活动

新皮质
思维运算

感觉信号
视觉
听觉
嗅觉
味觉
触觉

边缘系统
整合意识与情感

自主神经系统
内分泌系统
改变调节
生命活动

脑干
维持基础生命活动

可称为"爬虫脑"，主要功能是维持生存，就像爬虫类只能从事基本的互动：求爱、交配、保护地盘、敌意，是身体各部位的神经将信息由脊髓送往脑部的门户，它掌管呼吸、心跳、血压、睡眠等基本的生命活动，还负责协调眼睛、脸部运动，以及吞咽、消化、体温调节等活动。

● **整合情感与意识的"边缘系统"**

人类大脑的第二部分：边缘系统，盘踞在脑干的上方，改变了哺乳类动物与后代的关系。典型的爬虫类动物对后代漠不关心，但是哺乳类动物与幼儿有细腻、繁复的互动。在幼儿还没有成熟之前，父母会加以哺育、保护、抚养。

哺乳类动物会形成互相照顾的社会组织，其中成员会互相抚慰与关心对方，如抚养、社交、沟通、玩耍等这些行为都出于边缘系统。如果把一只母仓鼠的大脑皮

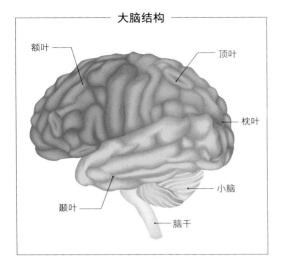

大脑结构

额叶 · 顶叶 · 枕叶 · 小脑 · 颞叶 · 脑干

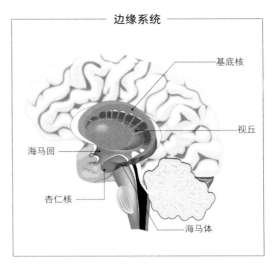

边缘系统

基底核 · 视丘 · 海马回 · 杏仁核 · 海马体

质全部移除，它依旧会哺育幼儿，但边缘系统一损伤，它就会失去母性的功能，并且对其他同类完全视而不见，毫无知觉地踩在同类身上，就像踩木头或石头一样；此外，它还会任意夺取同伴的食物，仿佛对它们的存在完全无所知。边缘系统是人脑中整合情感与意识的脑区，也是精油发挥功能、影响心理活动的区域。

● 大脑皮质也受边缘系统影响

人脑最后演化出来的是皮质区，负责高等思考能力，包括靠近额头的额叶、头顶的顶叶、约在耳朵位置的颞叶、后方的枕叶，它们负责掌管不同的意识功能。

· 额叶（Frontal Lobe）：掌管基础动作功能，包括行为的策划、注意力、判断。

· 顶叶（Parietal Lobe）：掌管基础感觉功能，包括信息的统整、空间知觉。

· 颞叶（Temporal Lobe）：掌管听觉功能及记忆，可影响情绪。

· 枕叶（Occipital Lobe）：掌管视觉功能。

许多神经科学家发现：大脑皮质负责语言与逻辑思考等知觉运作，但仍受到边缘系统的影响。所谓的智商（IQ）所评估的就是皮质区的效能，而情商（EQ）则由旧皮质区边缘系统所展现，边缘系统整合了视觉、听觉、嗅觉、味觉、触觉等感觉信号，交由新皮质去进行深入的思维运算，同时又能影响脑干调节基本生命体征；借由下丘脑、垂体，来控制自主神经、调节激素。

边缘系统有丰富的表情与高度的直觉，统筹了人类的情感与意识，而心理层面主要由此支配，催眠、暗示及情绪印痕都作用于此。所以，对真理的客观分析由皮质负责，但对真理的主观认定却由边缘系统掌握。

笛卡儿说："我思，故我在"，皮质只是"思"，经由边缘系统的整合才是"我思"。边缘系统正是人脑中，精油发挥功能、影响心理活动的主要作用区域。

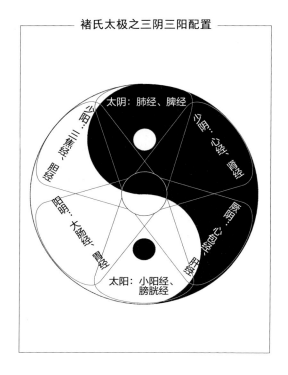

褚氏太极之三阴三阳配置

太阴：肺经、脾经
少阴：心经、肾经
三焦经、胆经
少阳
阳明：大肠经、胃经
厥阴：心包经、肝经
太阳：小肠经、膀胱经

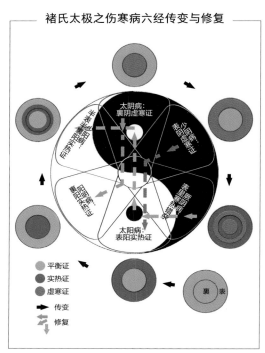

褚氏太极之伤寒病六经传变与修复

太阴病：裏阴虚寒证
少阴病：表阴虚寒证
太阳病：表阳实热证
阳明病：裏阳实热证

● 平衡证
● 实热证
● 虚寒证
→ 传变
⇒ 修复

裏 表

三、伤寒论与十二经络

太极分阴阳，各呈现阴性及阳性特质。阴性部分可再分为太阴、少阴、厥阴，阳性部分可再分为太阳、阳明、少阳，其各自所属经络在褚氏太极中，各有其对应的位置。

- 太阴：手太阴肺经、足太阴脾经。
- 少阴：手少阴心经、足少阴肾经。
- 厥阴：手厥阴心包经、足厥阴肝经。
- 太阳：手太阳小肠经、足太阳膀胱经。
- 阳明：手阳明大肠经、足阳明胃经。
- 少阳：手少阳三焦经、足少阳胆经。

《黄帝内经·素问·至真要大论篇》："愿闻阴阳之三也，何谓？""气有多少异用也。""阳明何谓也？""两阳合明也。""厥

阴何也？""两阴交尽也。"所以两阳合明之"阳明"在太阳、少阳相合之间，两阴交尽之"厥阴"在太阴、少阴排列之后。

《伤寒论》疾病转变的顺序是：太阳病→阳明病→少阳病→太阴病→少阴病→厥阴病，实际上就是褚氏太极阴阳相生之顺序。而疾病修复的顺序，则契合于褚氏太极中阴阳经络的表里关系。

四、太极的生理与功能关系

褚氏太极是站在中医理论的肩膀上，引用中医"阴阳""五行生克""十二经络"等观念。本书以太极来描述生理与功能的"相互作用"，以及心理与功能的"相互关系"。

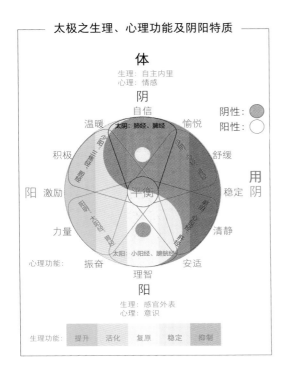

太极之生理、心理功能及阴阳特质

体

生理：自主内里
心理：情感

阴

自信

温暖　　　　　愉悦

积极　　　　　　　舒缓

　用

阳　激励　平衡　稳定　**阴**

力量　　　　　　　清静

振奋　　　　　　安适

理智

阳

生理：感官外表
心理：意识

阴性：（灰色圆点）
阳性：（白色圆点）

太阴：肺经、脾经

太阳：小阳经、膀胱经

心理功能：振奋　理智　安适

生理功能：提升　活化　复原　稳定　抑制

太极生理功能与所属经络、阴阳协调，可维持生理正常运作及预防对治外感六淫，由阳至阴，可分为提升、活化、复原、稳定、抑制五个阶段。经精油成分对照后，便可判定精油的归经属性。

·提升：是完全阳性功能，主要影响阳性经络。

·活化：是阳性较多功能，影响阳性经络较多。

·复原：是阴阳各半功能，影响阴性、阳性经络各半。

·稳定：是阴性较多功能，影响阴性经络较多。

·抑制：是完全阴性功能，主要影响阴性经络。

五、太极的心理与功能关系

太极心理功能与所属经络阴阳协调，可维持心理正常运作及对治内伤七情（喜、怒、忧、思、悲、恐、惊），就阴性的情感部分与阳性的意识部分说明如下。

在褚氏太极最外圈，配置着十二种情感。

就阴性的情感面而言：在适当抑制下，人体会产生"愉悦""舒缓""稳定"的阴性功能，愉悦可对治伤肾的情志"恐"，"舒缓"可对治伤心的情志"喜"。

在适当的提升下，人体会产生"温暖""积极""激励"的阳性功能。当处于平衡的状态下，则呈现"自信"的阴性功能，可对治伤肺的情志"悲"与伤脾的情志"思"。

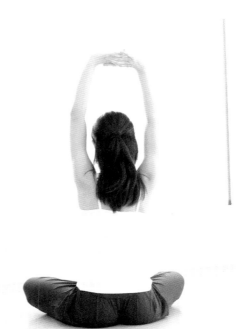

就阳性的意识面而言：在适当的抑制下，对人体产生"安适""清静""稳定"等阴性功能；安适、清静可对治伤肝的情志"怒"。在适当的提升下，会对人体产生"振奋""力量""激励"等阳性功能。当处于平衡的状态下，则呈现"理性"的阳性功能。

六、精油成分的种类

精油是由数百种具挥发性、脂溶性的小分子天然化学物质所组成。

一般来说，影响较大且具代表性的化学物质，总共有22大类：单萜烯类、酯类、单萜醛类、苯基酸类、苯基醛类、苯基酮类、肉桂醛类、苯基酯类、苯基醇类、卓酚酮类、单萜酮类、单萜醇类、酚类、香豆素类、呋喃香豆素类、单萜氧化物类、醚类、倍半萜烯类、倍半萜酮类、倍半萜醛类、倍半萜醇类、倍半萜氧化物类。因其对应褚氏太极阴阳组成区域之不同特质，划分为15大类。

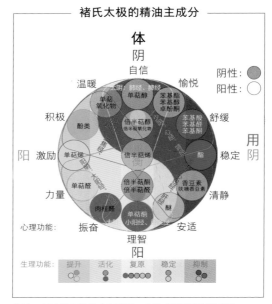

精油可通过特殊的组成和配伍，来达成调节阴阳的目的。

● 精油成分的配制与功能通则

22类精油成分，在褚氏太极中皆有其特定配制，因此属于同一分类的精油成分，对人体健康的影响也有共通原则。善用通则，可迅速掌握使用方向，但须注意各精油成分，仍有其独特的特性。

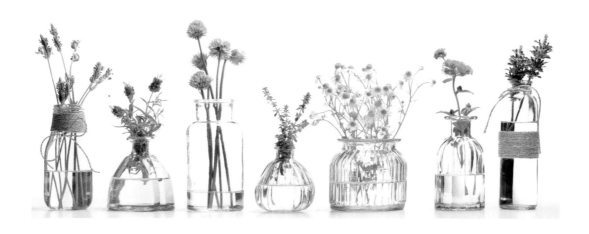

1. 单萜相关成分作用速度较快，行气能力强，具刺激性。单萜烯类、单萜醇类、酚类之某些成分抗癌效果明显，而某些单萜烯类及酚类的抗氧化效果显著。

2. 褚氏太极中倍半萜类相关成分具有平衡阴阳的通性，较为稳定而无副作用，有助于平衡神经系统。

3. 倍半萜烯类是褚氏太极中平衡功能最强者，而酯类则是褚氏太极中阴性功能最强者，此二者的抗炎、抗过敏效果特别显著。

4. 心经、心包经皆与心神有关，褚氏太极中归于心经与心包经相关成分，多具镇静、助眠的功能；苯基类因兼入肾经故具补肾催情之效；酯类同时影响心经心包经，具平稳心血管的功能。

5. 倍半萜烯类、单萜类及褚氏太极阳性功能相关成分（如酚类、肉桂醛类）的抗病毒、杀菌功能特别明显。

6. 除前项具强化免疫功能的成分外，褚氏太极中具生理复原功能的单萜醇类、倍半萜类、单萜酮类也具有调节免疫功能。

7. 不通则痛，褚氏太极中作用于三焦经的单萜烯类、酚类、单萜氧化物类、倍半萜烯类具有止痛及舒通三焦气机的功能。

8. 褚氏太极中具生理阴性功能的酯类、苯基类、香豆素类、醚类可缓解痉挛，达到止痛的效果，对骨骼肌肉系统的行气止痛有明确的功能。

9. 肺经主皮毛，皮肤、毛发及黏膜上皮组织是人体更新复原最旺盛的组织，褚氏太极归于肺经及具生理复原功能的相关成分多有益于皮肤、毛发及黏膜上皮组织；除此之外，酯类亲肤性甚佳。

10. 芳香族化合物阴性特质强，但酚类、肉桂醛类却具强烈阳性特质。

11. 醇类主要作用于平衡阴性经络；酮类主要作用于平衡阳性经络；醛类通常是精油的香气来源，常作用于阳性经络。

12. 氧化物则偏向活化阴性经络。

● 不同成分在褚氏太极中的表现特性

位居赤道及核心部分的单萜烯类、酯类及倍半萜类，具归经之广泛性，能显示精油的整体生理特性：单萜烯类表现提升、激励功能，并对其他经络及成分有全面提升的功能；酯类表现抑制、调养功能，并对其他经络及成分有全面抑制的功能；倍半萜类位居太极的中心，涵盖多个经络，表现平衡、复原功能。位居两极及外围部分的其他成分种类，则明确表现归经的指向性，显现出精油对特定经络的影响，以及脏腑的独特关系。

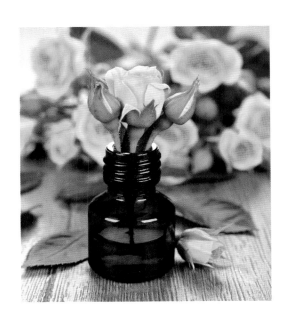

精油成分的特性与功能

精油成分	功能特性	作用经络	代表精油
单萜烯类	行气能力强，提升气血循环，协调各脏腑功能；消炎止痛（急性疼痛）；具抗菌性、抗病毒性；助消化、化痰利湿；提升免疫力、抗风湿	大肠、胃、少阳三焦经 加强活化相关经络	柑橘类、乳香、粉红胡椒、西洋蓍草、蓝艾菊、茶树、冷杉、丝柏
倍半萜烯类	温和、亲肤，可修复皮肤；消炎止痛、调节免疫力、消毒抗菌；具类抗组织胺作用，可止痒、抗过敏；抗痉挛、平衡血压、宁心安神、活血化瘀	平衡阴阳，通入十二经络	古巴香脂、没药、岩兰草、雪松、麦卢卡、依兰、广藿香
倍半萜醇类 倍半萜氧化物类	调节免疫功能、抗感染、抗菌；促进皮肤再生；宁心安神（自主神经系统）；补肾（内分泌系统）；健脾（消化系统）	主：肺、脾经 次：心、肾经；三焦、胆经 间：大肠、胃经	夏威夷檀香、桧木、雪松、岩兰草、广藿香、穗甘松
倍半萜酮 倍半萜醛类	利水化痰（消除淋巴液）；对黏膜及上皮组织的消炎及抗黏液作用；平衡神经系统（消除恐惧）；加速皮肤再生，促进伤口愈合，消血肿、止痛	主：小肠、膀胱经 次：心包、肝经；大肠、胃经 间：心、肾经	姜黄、麦卢卡、没药、永久花、岩兰草、穗甘松
单萜醇类	强大的免疫调节剂，抗细菌、抗病毒、抗真菌、驱虫；补气、促进血液循环；促进皮肤再生、滋养皮肤；帮助消化、利尿	主：肺、脾经 次：大肠、胃经	玫瑰、天竺葵、薰衣草、胡荽、罗勒、马郁兰
单萜酮类	帮助肠胃消化、化痰、促进胆汁分泌；促进皮肤及黏膜再生、伤口愈合；抗生殖泌尿系统的微生物；具毒性、刺激性，需注意使用剂量	主：小肠、膀胱经 次：心、肾经	绿薄荷、迷迭香、薄荷、甜茴香
酯类	消炎止痛、抗痉挛、肌肉放松；平稳心血管系统、降血压、止血；亲肤、抗细菌、抗病毒、抗真菌、抗黏液过多；平衡神经系统，促进血清素分泌，宁心安神、冷静、舒缓，平稳过渡喜、愤怒、恐惧的情绪	心、肾经；心包、肝经 加强稳定相关经络	罗马洋甘菊、快乐鼠尾草、永久花、苦橙叶、薰衣草
酚类	强效抗细菌、抗病毒、抗真菌、强化免疫力；行气通经络、消炎镇痛、跌打损伤、退烧、消肿；利肝护胆、抗氧化性；刺激中枢神经，提升对生命的积极性，对抗低潮冷感，消除胆怯，提振精神；刺激性强，需稀释使用	主：三焦、胆经 次：心包、肝经	丁香、牛至、百里香、肉桂、桂皮

续表

精油成分	功能特性	作用经络	代表精油
单萜氧化物类	极佳的抗发炎、化痰、溶解黏液、抗黏膜炎作用，舒缓咳嗽，鼻塞流涕，强化免疫力；补气行气（促进血液循环）；止痛、抗风湿，放松肠道及支气管平滑肌	主：肺、脾经；三焦、胆经 次：大肠、胃经；心包、肝经	尤加利、迷迭香、豆蔻、莱姆、茶树、百里香
单萜醛类	助肠胃消化、促进食欲；抗感染、抗细菌、抗病毒、抗真菌；行气止痛、消炎、退烧；提升中枢神经系统，克服不安、提升勇气	主：大肠、胃经 次：肺、脾经	柠檬香桃木、柠檬草、山鸡椒、香蜂草、胡荽叶
肉桂醛类	温肾阳、利水、暖身，促进循环；舒解肠道痉挛，帮助消化；抗细菌、真菌、病毒，抗风湿；调节去甲肾上腺素及多巴胺，抗焦虑，振奋精神，改善昏睡，使人精力充沛，提升专注力	主：大肠、胃经；小肠、膀胱经 次：肺、脾经；心、肾经	桂皮（80%）、肉桂（<50%）
苯基酯类 苯基醇类 卓酚酮类	提升脑内啡肽及血清素分泌，抚平忧虑及恐惧，内心愉悦而稳定；滋养肾气，充满爱意，催情；补气化痰、消炎止痛、抗痉挛、滋养皮肤	主：心、肾经；肺、脾经 次：小肠、膀胱经；大肠、胃经	冬青（水杨酸甲酯>90%）、白桦（水杨酸甲酯>99%）、茉莉、依兰、侧柏（卓酚酮）
苯基酸类 苯基醛类 苯基酮类	消炎止痛，尤其是慢性痛，抗细菌、真菌、病毒，抗痉挛；让心情放松舒压，解除恐惧，轻微催情	主：心、肾经 次：小肠、膀胱经	牛至、百里香、迷迭香、甜茴香、丁香、肉桂、桂皮、冬青、岩兰草，含量皆不高
香豆素类 呋喃香豆素类	香豆素不具光敏性，呋喃香豆素具光敏性；促进血清素分泌，降血压，镇静，安神助眠，心情清静，强效松弛紧绷，舒解愤怒、缓和低潮；抗痉挛，止痛，尤其是慢性痛，促进血液循环；抗菌、病毒，溶解脂肪、黏液	主：心包、肝经 次：三焦、胆经	薰衣草（<4%）、桂皮、佛手柑、柠檬，含量略高；薄荷、香蜂草、快乐鼠尾草及其他柑橘类精油，含量皆不高
醚类	强镇痛功能，抗痉挛、肌肉松弛；利肝胆、舒缓肠胃道痉挛、助消化；安神、缓解神经性失眠，促进血清素分泌，抗沮丧，使心情安适，舒缓愤怒；具类雌激素作用，利尿	主：心包、肝经；小肠、膀胱经 次：三焦、胆经；心、肾经	甜茴香（80%）、罗勒（<47%）、依兰（<15%）

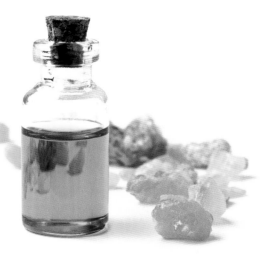

单方精油能改善症状，
如何做到？

通过褚氏太极理解每种精油，不只能看到成分对身体产生的直接作用，
还能深入挖掘对人类身心的长期影响，进而根治病因，可谓精油的"最佳导航"。

掌握单方精油各种特性

创立褚氏太极的目的，是替精油勾勒出明确具体的脸谱，就其成分、归经特性、生理功能、心理功能、实际成分、重点特性等加以说明，让读者能获得中医植物精油疗法平衡身心的重要知识。

有许多人问我：该如何通过"褚氏太极"，掌握单方精油的各种特性？

以下将借助褚氏太极，实际地解析、呈现出几种常见精油的特性，并导航出其明确的用法，而一些特性类似的精油，也可借此来比较异同。

以乳香精油为例

由乳香精油的褚氏太极可看出：乳香的精油成分表现为广谱性，意味着其全面影响十二经络，归经肝、心、脾、肺、肾，明确展现出"精油之王"的特质。

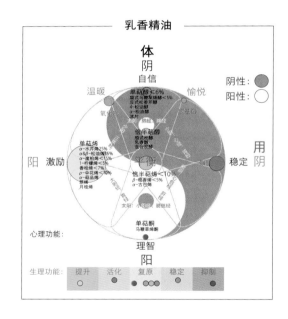

其阳性的单萜烯成分含量较高，能提升各个经络的功能；而乳香也含有许多阴性成分，如酯类、苯基酯、单萜醇、倍半萜醇等；再加上平衡、复原的倍半萜烯成分充足，因此属于阴阳平衡的精油。

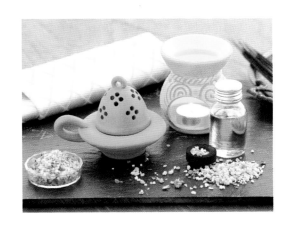

其单萜醇、倍半萜醇、单萜氧化物成分直接作用于肺经，对呼吸道症状如咳嗽、气喘、支气管炎有消炎止咳化痰作用；对皮肤有极佳的复原作用，可用于伤口、跌打损伤、疤痕、皮肤保养；其倍半萜烯、苯基酯及酯类成分入心经，可镇静安神、活血行血，促进心血管循环，对神经系统有平衡及复原作用，可延缓大脑退化及阿尔茨海默病的恶化。

此外，乳香成分的间接作用，如作用于肺、脾经的成分，也对大肠、胃经有间接作用，因此乳香也有健脾、助消化的功能。

乳香兼具激励及稳定的情绪功能，能平衡各种情绪状态；在生理上所有的功能俱足，尤其有极佳的复原功能。

通过褚氏太极，可印证乳香精油有抗发炎、化痰、镇静、活血化瘀的功能，恰与中医观点内乳香的行气化瘀、治气血凝滞等功效不谋而合。

以"玫瑰""茉莉"为例

玫瑰精油和茉莉精油，都是精油中的女性圣品。玫瑰精油有"精油之后"的称号，茉莉精油在印度被称为"晚上皇后"，二者皆被广泛用于皮肤保养、平衡激素及情绪等方面。

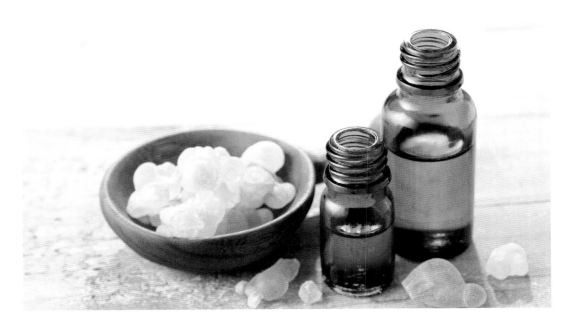

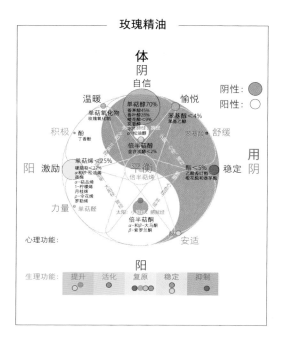

玫瑰精油

体
阴
自信

温暖　　　愉悦

单萜醇70%
香茅醇45%
香叶醇28%
玫瑰氧化物　　橙花醇<9%
　　　　　完整醇　　　　苯基醇<4%
积极　酚　　　　　　　　　苯乙醇
　　丁香酚
　　　　　　　　　　　　　　　　　苯基醇　舒缓
　　　　　　　倍半萜醇
　　　　　　　金合欢醇
阳　激励　　　　　平衡　　　　稳定　阴
　单萜烯<25%
　硬脂萜<22%
　α和β-松油烯
　蒎烯
　月桂烯
　1-苧品烯
　1-柠檬烯
　β-水芹烯
　罗勒烯
力量　单萜醛

太阳　小肠经　膀胱经

　　　倍半萜酮
　　　α-和β-大马酮
　　　β-紫罗兰酮

安适

心理功能：

阳

阴性：●
阳性：○

生理功能：

提升	活化	复原	稳定	抑制

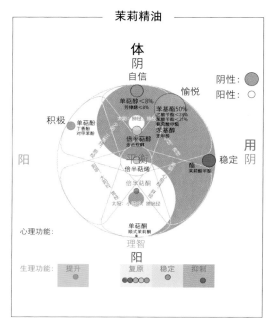

茉莉精油

体
阴
自信

愉悦

单萜醇<8%
芳樟醇<8%

　　　　　　　　苯基酯50%
　　　　　　　　乙酸苄酯<29%
积极　　　　　　　苯甲酸苄酯<21%
　单萜酚　　　　　　　　　氨茴酸甲酯
　丁香酚　　　　　　　　　茉莉酮
　对甲苯酚
　　　　　　倍半萜醇
　　　　　　多合欢醇
阳　　　　　平衡　　　稳定　阴
　　　　　　　　　　　　酯
　　　　　　　　　　　　茉莉酸甲酯
　　　倍半萜烯

太阳　小肠经　膀胱经

　单萜酮
　顺式茉莉酮

理智

心理功能：

阳

阴性：●
阳性：○

生理功能：

提升	复原	稳定	抑制

　　整体来说，玫瑰精油因其单萜烯成分，行气效果优于茉莉精油，其单萜醇成分，对肺经的抗菌功能较茉莉精油强；而茉莉精油因其酯类、苯基酯成分较多，对滋阴补肾、提升激素能力较玫瑰精油强。玫瑰精油使女性充满自信，能让郁闷、肝气不舒的女性重拾信心；茉莉精油使人内心愉悦，能给予低潮冷漠、缺乏爱的女性温暖。玫瑰精油行气力强，催情的动能较强，而茉莉精油的滋阴养肾较强，二者共用通过心、肾的相互作用，达到平衡激素及催情的作用，对男性也有同样的效果。

　　通过褚氏太极，可以更清晰地分辨两种精油的异同。

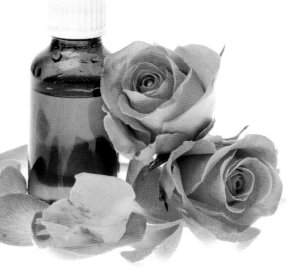

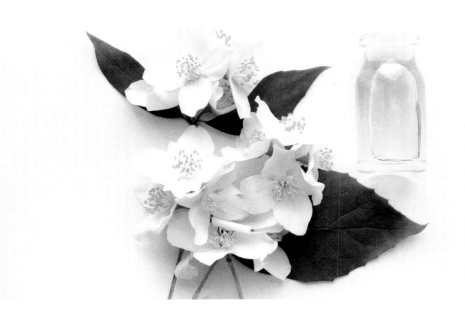

特性	玫瑰	茉莉
阴阳属性	广谱性（阴略多于阳）	阴大于阳（滋阴性强）
归经	心、肝、肾、脾、肺	肝、肾、心、肺
主要心理功能	自信、激励	愉悦、稳定
皮肤功能	保湿收敛毛孔、抗老	支持胶原蛋白、淡疤、敏感肌肤
心经功能	活血、调节心律、抗癫痫	抗冷漠、抗抑郁
肝经功能	疏肝解郁、行气止痛（紧张型胃痛、月经不调、乳房痛等）	抗肝炎、肝硬化
肾经功能	1. 调节内分泌系统，滋养子宫，改善性冷淡、更年期不适、月经不规则、改善月经过多，促进乳汁分泌 2. 可帮助男性提升精子品质 3. 对男女都具有催情作用 4. 兼具提振与滋补	1. 临盆之际，可加强子宫收缩、减轻阵痛、增加泌乳量 2. 对男性来说，可强化性功能及精子品质，并能缓解因情绪压力引起的性欲低下、阳痿、勃起不全或早泄等 3. 对男女都具有催情作用 4. 滋补

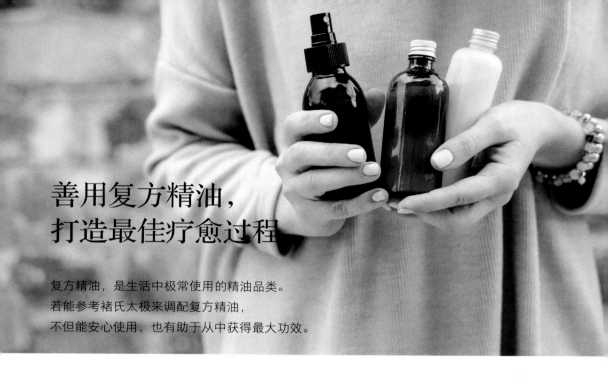

善用复方精油，
打造最佳疗愈过程

复方精油，是生活中极常使用的精油品类。
若能参考褚氏太极来调配复方精油，
不但能安心使用，也有助于从中获得最大功效。

如同配伍中药的观念一样，当我们想疗愈症状时，仅局限于单方精油是不够的。以下本书将会针对"调配复方精油的作用"来说明。

假设我们想调配一种可协助改善不孕状况及提升性功能的复方精油，在调配之际，由褚氏太极的解析，可以采用肉桂来提升肾阳、用茉莉来提升肾阴，而比例也可参考褚氏太极中的成分比例加以配伍，甚至还能从其中的禁忌风险内容得到警示而调整配方。

这样调配，复方精油效果好

所谓"复方精油"，就是将两种或两种以上的单方精油以特定的比例及顺序调和在一起使用。如同中药处方一般，单方的效果可能有所局限，无法全面解决病证，所以将数种单方配伍在一起以增强效果并令药效更全面，其目的是经巧妙的配伍，用较低的剂量得到较好的疗效及较低的负面影响。此处的负面影响未必是危害，包括皮肤的刺激性、负面的气味及口感等。

调配复方精油也是如此，当某种单方精油成分具有刺激性或具光敏性，可用基础油将多种单方精油调配成复方，令精油的使用更加安全而有效。又或者气味不太怡人的精油，例如穗甘松，并不是所有人都喜欢它的味道，但它对皮肤疾患及情绪镇定却有独特强大的舒缓效果，若是调配成复方，可将穗甘松与薰衣草或其他精油搭配在一起，就可以改变气味的问题。

有些人会担心，如果将两种或两种以上单方精油调和在一起，是否会产生剧烈化学反应？事实上，精油是植物自体合成的微小有机分子，可发挥维持生命的相关功能，反应相对温和，不会产生剧烈的化学反应，所以精油经适当调配后使用，相对安全，有时甚至比使用某些单方精油更为安全。若能善用不同精油及其成分间的"协同作用"及"拮抗作用"，将令精油的香气和效用变得更具深度且更安全。

善用精油的三种作用模式，效能发挥最佳化

不同的单方精油可组合成复方精油，单方精油之间作用的方式可归类为三种作用。事实上，在单方精油中，各组成成分也是经此三种作用合成特定的功效。

● 加成作用

当各种精油的成分组合在一起，其所发挥的效能等于个别成分效能的总和时，所呈现的作用被称为加成作用（Additivity），这是直觉上理所当然的作用模式。

然而，在实际运作上更令人关注的是，各种精油成分调和在一起时所发挥的效能，常不等于个别精油所含成分效能的总和。

● 协同作用

当各种精油的成分调和在一起时所发挥的效能，大于个别精油内含成分效能的总和时，所呈现的作用被称为协同作用（Synergy），也可称为"综效"。

以具备抗焦虑效果的"薰衣草精油"为例，其含量最高的两个成分分别是乙酸芳樟酯及芳樟醇，当这两成分在薰衣草精油中同时出现，其效果明显高于单独萃取物效果的相加，这正是"协同作用"的效果。

● 拮抗作用

当各种精油的成分组合在一起时所发挥的效能，小于个别精油内含成分效能的总和时，所呈现的作用被称为拮抗作用（Antagonism）。

举例来说，肉桂醛及丁香酚都是较为刺激，甚至具致敏性的成分，但适当搭配却常能降低其对皮肤的刺激性，这正是拮抗作用的好处。

加成作用、协同作用、拮抗作用会发生在单方精油内含的成分之间，也会发生在复方精油的单方组分之间。调配复方时，凭借加成作用已可加成发挥出精油内含成分的功效，这也是调配复方时的基础，但协同作用及拮抗作用的运用，则能让复方的疗效更为巧妙。

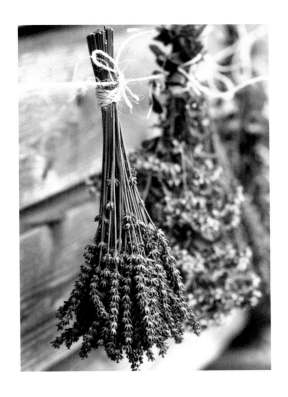

协同作用固然重要，但善用拮抗作用常可让复方的负面刺激或危害消失，而得到令人满意的安全效果，其贡献不容忽视。举例来说，茶树精油的单萜烯成分高达70%，种类高达10种之多，是其具抗病毒、抗菌效果的来源；然而，若分别单独使用这10种单萜烯成分，则不但抗病毒效果较低，毒性也较为明显。

掌握调配精油的三种作用原则

协同作用或拮抗作用的区别，在于其"大于"或"小于"加成作用，这就取决于精油单方或成分间在功能（生理或心理）上，其阴阳性质是相同或相反，作用的经络或区域是否相同，对同一脏器是相生或相克。

综合前述，归纳出加成作用、协同作用及拮抗作用发生的原则：

1. 作用的经络或区域不同时，多为加成作用。

2. 作用的经络或区域相同，且功能阴阳性质相同时，可能为加成作用或协同作用。

3. 作用的经络或区域相同，且功能阴阳性质相反时，可能为拮抗作用或协同作用。

4. "间接促进"于同一五脏时，在人体常发挥协同作用。

5. "间接制约"于同一五脏时，在人体常发挥拮抗作用。

协同作用发生的原则正好可以解释：为何"广谱性"精油的低剂量成分，常能发挥超过预期的效能。

就乳香精油而言，单萜酮、单萜醇、苯基酯的含量都不高，但却可借由上述原则而提升其效能。以乳香精油的三种成分为例，搭配参考乳香精油的褚氏太极图：单萜酮与倍半萜烯之间；单萜醇与氧化物、苯基酯、倍半萜醇、倍半萜烯之间；苯基酯与酯类、倍半萜醇、倍半萜烯之间，这些皆可因协同作用而发挥超过加成总和的效能。

植物亿万年演化，协同作用是最佳体现

观察褚氏太极可发现，发生这三种作用的原则，会明确地出现在各种精油中，尤其在广谱性精油如天竺葵、永久花、玫瑰、

复方精油作用范例

茶树和薰衣草精油搭配使用时，可提升其对皮肤癣症的改善作用，这是因为二者的单萜烯在改善皮肤癣上产生了加成作用，而薰衣草精油的酯类对皮肤又产生了协同作用，发挥薰衣草精油对皮肤的稳定功能；薰衣草精油搭配丝柏精油或山鸡椒精油来对抗白色念珠菌，就是运用了协同作用的原理。

茶树和薰衣草精油搭配使用时，对抗药性金黄色葡萄球菌（MARSA）的抵制作用反而降低，这是因为茶树精油的单萜烯与薰衣草精油的酯类产生拮抗作用；薰衣草精油的酯类对于皮肤的稳定效果，在抑制抗药性金黄色葡萄球菌时并无协同作用。

可是，若再加上天竺葵精油使用时，对于抗药性金黄色葡萄球菌的抑制又会变得更加显著。这是为什么呢？因为天竺葵的单萜氧化物、酚类、单萜醛成分所产生的协同作用，强过酯类所产生的拮抗作用。

薰衣草等更为明显。

植物在4.8亿万年的演化中，发展出以低剂量成分间的"协同作用"提升效能的方式，这种方式不但有效提升植物对资源运用的经济性，也可避免单一高剂量成分对自身造成危害的可能性，更可避免病原体对单一成分形成抗药性，而"拮抗作用"则常有减低毒性的效果。

200万年前，人属（灵长目人科的一属）出现于地球；20万年前，智人现身，发展出完整的心理活动；人类整个演化的过程，完全依附于植物的演化上，经过漫长的演化发展，植物精油在人体的作用方式极为复杂，"褚氏太极"可帮助掌握作用的方向，但不可墨守成规，生命的奥秘虽有定则，但却多变。唯有经过演化验证才是真理。

加成作用、协同作用、拮抗作用对精油发挥功能至关重要，多种精油学说中虽有提及，但仅止于经验的纪录，并无实际的运用原则。

通过褚氏太极，可将其具体化为前述原则，在中医植物精油疗法的实际运作中，发挥实质操作的功效。我们在使用精油时，一定要加以善用；同时，在利用"君、臣、佐、使"（参见第49页）的概念调配精油复方的剂量与配伍时，若能善用这些原则，通常能发挥额外的效果。

再次强调协同作用固然可提升疗效，但在评估毒性及危害时，拮抗作用防止危害的重要性，绝不亚于提升效果。

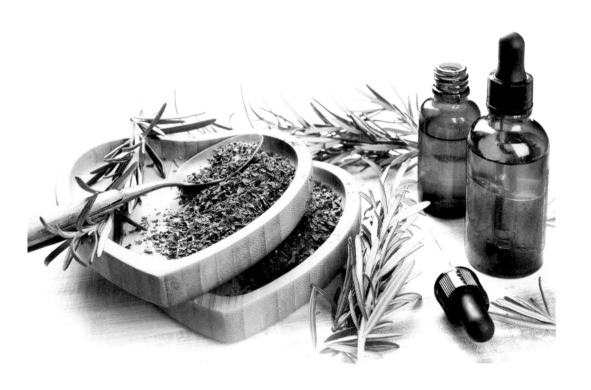

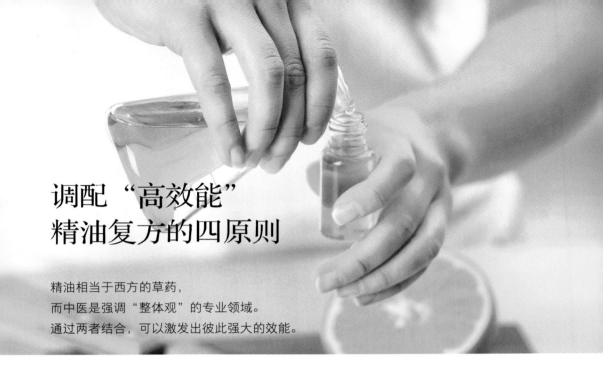

调配"高效能"
精油复方的四原则

精油相当于西方的草药，
而中医是强调"整体观"的专业领域。
通过两者结合，可以激发出彼此强大的效能。

　　行文至此，已对精油间的搭配关系，如加成作用、协同作用、拮抗作用及重要原则进行系统性的阐述。接下来，将说明中医植物精油疗法如何整合中医理论，实际运用精油间的搭配特性，配伍植物精油。

　　由于褚氏太极以中医的阴阳理论、十二经络为基础，因此，若想要灵活运用褚氏太极、充分发挥精油疗法的效益，势必要对一些重要的中医理论有基本的概念。下面将从中医理论内关于精油选择及调配等较重要的观念导入，并以"君、臣、佐、使"的实际配伍模式来运用加成作用、协同作用、拮抗作用，以实际运作精油的剂量与配伍。

先辨证，再治疗

　　中医治疗疾病的特色是"辨证论治"，任何一种疾病的发生都有其病理变化，各种致病因素作用于人体后，由于体质、气候、地理环境等因素不同，会产生相异的病理反应，而形成不同的"证型"。

　　因此，中医植物精油疗法即通过四诊之望、闻、问、切所得到的资料，并根据中医理论之阴阳五行、五脏、气血津液等学说，分析出病患体质、病因、病机后，再决定适用的精油以及使用方法。因此，就算是同样的病症，也可能常给予不同的精油治疗。

　　以下就现代人常见的"头痛"为例说明，其辨证主要在于区别外感与内伤。

● **外感头痛**

　　·风寒头痛：常见到头痛而痛到肩颈、后背、肌肉僵硬、恶寒、无汗等症状，舌苔薄白，脉浮紧。可选择温热性精油，如生姜、百里香、山鸡椒、胡荽叶等精油。

· 风热头痛：常见头痛而胀（甚则头痛欲裂）、发热或恶风、面红目赤、口渴喜饮、便秘、尿黄等症状，而且舌质红、舌苔黄、脉浮数。可选择清热性精油，如薄荷、尤加利、薰衣草等精油。

· 风湿头痛：常见头痛、头重感、畏风、肢体沉重、胸闷、食欲欠佳、小便不利、腹泻等症状，并且舌苔白腻，脉浮濡。可选择化湿性精油，如广藿香、野橘、迷迭香等精油。

● **内伤头痛**

内伤头痛的起因为头部、肩颈气滞血瘀或痰浊瘀血，阻于经络。内伤头痛的病因极为复杂，可能来自自主神经系统失调、激素变化、压力失眠、工作环境或外伤病史等各种因素。整体而言，可选择行气止痛、活血的精油，如薄荷、胡荽、薰衣草、乳香、马郁兰、迷迭香等精油。

以中医治疗观，决定精油品项

中医强调整体观，主要包括两方面：一是人体自身是一个整体；二是人和自然界保持着互动的关系。一般来说，单一病症的发生常牵涉许多病因，例如久咳或气喘，其病位虽然在肺，但日久会影响脾及肾气，因此治疗上也会兼以健脾益肾，才能解除病因。

此外，所谓"肺与大肠相表里"，肺气会影响大肠的排泄作用，当肺受到燥气影响后，大肠也容易发生排便燥结的症状，所以治疗方面，以泻法清大肠宿便后，咳嗽就自然缓解了。

与中医"扶正去邪"道理同源

中医讲究"扶正去邪"的养生原则，即邪正的盛衰变化，对于疾病的发生、发展及其变化，都有重要的影响。"扶正"就是以药物或其他方法增强体力、提高抵抗力；"去邪"则是祛除体内的邪气。

平日的精油保健，能促进身体阴阳平衡，增强抵抗力，如同"扶正"；当身体有不适状况，则能通过褚氏太极导航，选择对应外邪的精油，"去邪"缓解症状。

预防保健，用精油预防疾病

本人所强调的植物精油疗法不仅能缓解症状，更重视"预防医学"的观念，这与中医"上医治未病"的境界相呼应。

在近来盛兴的预防医学中，即指通过各种养生的方法积极预防疾病的发生，甚至降低疾病的恶化。而精油疗法就能承担如此重大的任务，有助于更正确地针对体质来调整身体，同时提升精油运用的正确性。整体来说，中医植物精油疗法完全体现出"针对大众或特定群体的健康，发挥促进与维护的作用"。

和中草药相似，精油也有"四气五味"

如同中草药一样，每种精油都有独特的香气，以及各自的药性特色。中医理论中所谓的"四气五味"就是药物的性味，代表药物的属性和味道两个方面。因此，在个人要自行调配精油前，一定要先了解单方精油的四气和五味，才能准确地了解精油的作用。

"四气"就是指"寒、热、温、凉"四种不同属性，另有部分被列为平性的药物。

至于"五味"，指的就是"酸""苦""甘""辛""咸"，意指药物和食物的味道。

精油中的"四气"，主要是依照精油成分在体内发挥作用后所产生的反应而归纳出。以感冒为例，若有怕冷、发烧、鼻流清涕、全身酸痛、头痛等症状，则属于"风寒性"感冒，此时可采用属性辛温的生姜、百里香精油，帮助发汗以发散表寒；若是"风热"感冒，则易有发热、口渴、咳嗽、咽喉肿痛等症状，便可使用偏辛凉的薄荷、尤加利精油，帮助"清热解表"，缓解症状。

调配精油，需坚守处方的角色原则

"君、臣、佐、使"是《神农本草经》提出的中药处方的角色原则，非常适用于复方精油的调配。如前所述，精油有着"高渗透性"特质，仅需1~2滴精油就能发挥作用，因此在调配时，必须要参酌各单方精油的调性及使用目的来决定其角色。

● "君"是处方中的主角

剂量原则上以"君"最多，是针对主病或主证发挥主要作用的精油，其功效为配方中最强，用量也较多，比例为40%~50%。"君、臣、佐、使"为针对病症的功能性角色，举例来说，甲病证之"君"可能是乙病证之"臣""佐""使"。

四气的疗效与代表精油

四气	作用于人体的主要疗效	代表精油
温	温中、助阳、散寒	乳香、檀香、迷迭香、白豆蔻、野橘
热		肉桂、丁香、生姜、甜茴香、姜黄、黑胡椒
寒、凉	清热、泻火、解毒	薄荷、尤加利、茶树 薰衣草、玫瑰花、洋甘菊

五味的疗效与代表精油

五味	影响五脏	作用于人体的主要疗效	代表精油
酸	肝	收敛、固涩、增强消化功能和保护肝脏	甜橙、葡萄柚
苦	心	泻火、降逆、具有除湿和利尿的作用	苦橙叶、薰衣草
甘	脾	补养气血、健脾和胃、解痉挛、止痛等作用	甜马郁兰、胡荽
辛	肺	发汗、调气活血、疏通经络的作用	山鸡椒、百里香
咸	肾	软坚、散结、泻下、维持体内代谢功能	杜松浆果

- **"臣"的两种功能**

"臣"的角色仅次于"君",用量比例为30% ~ 40%,介于"君"与"佐、使"之间,有时接近"君",但原则上比"佐、使"量多,"君""臣"或分进或合击,但皆有明确的治疗效果,与"佐、使"协助导引的角色有所区别。

基本上,"臣"常发挥协同或加成的效果,说明如下。

1. 辅助"君",加强治疗主病或是主证的精油:对"君"的疗效,常能够发挥直接的协同作用。

2. 针对兼病或兼证起治疗作用的精油:展现加成作用,或对作用的过程发生影响,而发挥间接的协同作用。

- **"佐"的三种功能**

"佐"主要有三种功能。除了协同作用或加成作用之外,也常发挥拮抗作用的效果,比例为10% ~ 20%,分别说明如下。

1. 佐助:协助"君""臣"加强治疗作用(直接的协同作用),或直接治疗次要兼证(加成作用或间接的协同作用)。

2. 佐制:消除或减缓"君""臣"的毒性和烈性(拮抗作用)。

3. 反佐:与"君"性味相反,又能在治疗中起相成作用(拮抗作用及间接的协同作用)。

举例来说,精油常见成分之一的肉桂醛也属苯基醛,依褚氏太极来看,与丁香酚合于拮抗作用的第一项原则,故互为佐制或反佐。

- **"使"的两种功能**

至于"使",则具有两种功能,而其中一种就是"可促成协同作用的效果",比例为5% ~ 10%,说明如下。

1. 可作为引经药:如同中药的"药引"角色,引配方中诸药达到病处,着重于对特定经络的归经特性及行气能力。单萜类通常具行气能力,举例来说,薄荷精油在褚氏太极中具广谱归经及高单萜类等特质,说明了其强效的引经及行气能力。

2. 调和诸药的作用:以广藿香精油为例,其在褚氏太极中有高比例的倍半萜类成分,具有显著的平衡功能,能调和诸药,因此常被作为"定香剂"。

切记！高剂量≠高疗效

原则上,在对某些精油还不熟悉时,建议采取较保守的态度,从安全剂量开始使用,相对来说是较为安全且温和。

所谓安全剂量就是针对单个需要的部位,可采用1 ~ 2滴精油加上约20滴的基础油来稀释使用;最高建议浓度,则是3 ~ 5滴精油加上约20滴的基础油来稀释使用。如果是敏感及刺激性精油,建议以安全剂量来使用较佳。

精油复方的功能

如前所言,复方精油的功效并非仅是组成各个单方精油功效的总和,而是通过加成、协同、拮抗作用下的综合结果。也就是说,复方精油中特定单方成分,依"君、臣、佐、使"的调配比例,对应人体太极产生调节阴阳的影响。当"君、臣、佐、使"所发挥的"综合结果"最佳化时,精

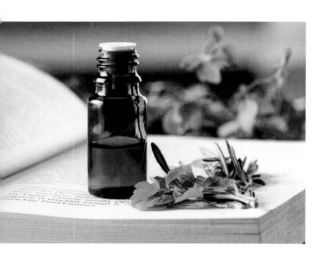

油的复方功效才能发挥至最大。

综合结果并不局限于精油内含成分之间，当调配精油时，不同精油之间，甚至与用来稀释的基础油之间，也可能会发生不同的综合结果；另外，在人体经络按摩上使用精油，或内服精油时，也都会出现不一样的综合结果。

● 从舒缓症状来看

以调配缓解痛经的精油配方为例，"君"为主要针对主病或主症进行治疗作用，若为气滞血瘀造成的痛经，可以选择疏肝行气并入子宫的快乐鼠尾草精油作为君药，一次4滴；"臣"是辅助君以加强治疗作用，可以用通经止痛的罗勒精油作为臣药，一次3滴；"佐"是协助君、"臣"加强其作用，或辅助兼症治疗，可佐以补肾活血的玉兰花精油，一次2滴；"使"为"引经药"，能引诸药到达病处，可以温经止痛的甜茴香精油作为"引经药"，一次2滴。以上配方，以大约5毫升的基础油调和后，抹于下腹部和腰部。

● 从预防外感来看

接着，以一种在消毒杀菌、增强免疫力等方面功效显著的复方精油为例，来说明"君、臣、佐、使"之间的关系。

此复方精油主要由肉桂、丁香、野橘、尤加利和迷迭香等单方精油所组成。由各单方的褚氏太极观之，完全符合协同作用的第一项原则，故其消毒杀菌、增强免疫力的功效，显著地大于各单方功效的加成。

肉桂、丁香、野橘发挥了"君""臣""佐"的角色；尤加利和迷迭香除了"臣""佐"的角色外，更具备"使"的功能；而其中较为刺激的肉桂醛及丁香酚成分，又互为佐制或反佐。所以这支复方精油，除拥有强大的消毒、杀菌、提升免疫功能外，还能将刺激性降到最低。

● 从强化代谢来看

最后，再以加强代谢的复方精油为例，其配伍观念如下：

君	葡萄柚、柠檬，各3滴。
臣	生姜，2滴。
佐	粉红胡椒，1滴。
使	薄荷，1滴。
做法	以5毫升椰子油稀释上述精油。
使用	可涂抹于脂肪多及水肿部位。
功效	具化痰利湿、消痰脂作用的葡萄柚及柠檬精油，若要在体内发挥功能，需要生姜精油来辅助温阳化湿，甚至帮助葡萄柚精油进行去痰作用；并佐以粉红胡椒精油温通循环、助阳利水；薄荷精油则担任行气、通经络的"使"。

以上处方在体内共创温通循环、化痰利湿、消水肿及减少脂肪团块的功能。

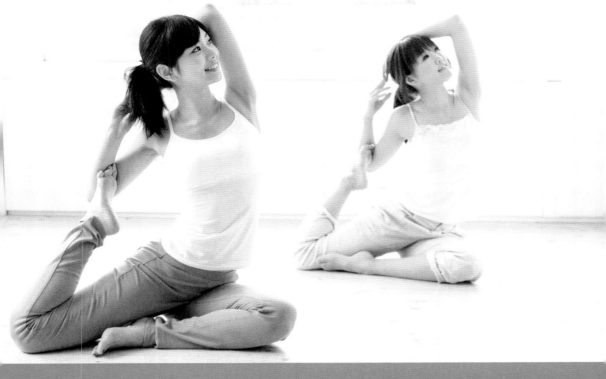

Part 3

辨证体质，
活用精油配方

依据中医相关理论，将个人体质分为九种类型，分别是：平和、气虚、阳虚、阴虚、痰湿、湿热、血瘀、气郁、过敏。基本上，只要能先确切掌握自身状态，再参考褚氏太极选择精油使用，将有助于发挥效果、改善症状。

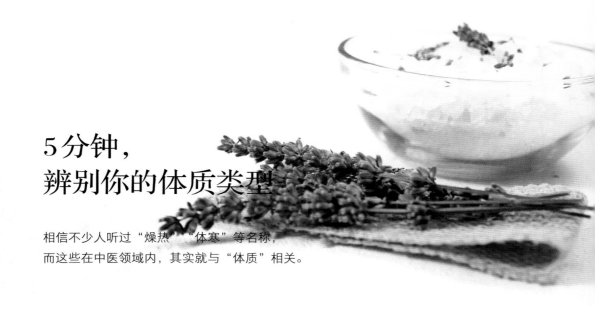

5分钟，
辨别你的体质类型

相信不少人听过"燥热""体寒"等名称，
而这些在中医领域内，其实就与"体质"相关。

　　要发挥"中医植物精油疗法"的最佳功效，除了使精油的综合效果最佳化外，个人体质状态绝对不可忽略，这就如同大家常说的"对症下药"；换句话说，对某种体质状态有最佳效果的复方未必适用于另一种体质状态，而且，每个人的体质状态并非恒定不变。

　　接下来，大家可以试做以下的测验，以了解个人的体质状态，再参考"褚氏太极"选择适合自己体质的精油，可依其所影响部位及经络来使用精油，并选择使用途径，进一步改善症状。

● **第一组：平和体质**　　　　　　　　　　　　　　　　　　总分：

请根据一年来的体验和感觉，回答以下问题	根本没有①	很少②	有时候③	经常④	总是⑤
1. 你总是感到精力充沛吗？					
2. 你说话的声音会低弱无力吗？					
3. 你容易感到疲劳吗？					
4. 你经常感到闷闷不乐、情绪低沉吗？					
5. 会比一般人无法忍耐寒冷（冬天的寒冷，夏天的冷气、电风扇等）吗？					
6. 冷热交替时，会经常感冒、过敏吗？					
7. 你容易失眠、辗转难眠吗？					
8. 你容易忘事（健忘）吗？					

第二组：气虚体质

总分：

请根据一年来的体验和感觉，回答以下问题	根本没有①	很少②	有时候③	经常④	总是⑤
1．你会容易疲倦吗？					
2．你总是容易呼吸短促，上气不接下气吗？					
3．你常感到胸闷心悸吗？					
4．你会有头晕或站起时眩晕吗？					
5．你比别人容易感冒吗？					
6．你比较喜欢安静、懒得说话吗？					
7．你说话声音低弱无力吗？					
8．你活动量稍大就会直冒汗吗？					

第三组：阳虚体质

总分：

请根据一年来的体验和感觉，回答以下问题	根本没有①	很少②	有时候③	经常④	总是⑤
1．你会手脚冰冷吗？					
2．你会经常腰、背部或膝盖怕冷吗？					
3．你会怕风怕冷、衣服比别人穿得多吗？					
4．你冬天很怕冷，夏天不喜欢吹电扇、空调吗？					
5．你会比别人更容易罹患感冒吗？					
6．你吃（喝）凉性的东西会感到不舒服吗？					
7．你受凉或吃（喝）凉的东西后，容易腹泻、拉肚子吗？					

第四组：阴虚体质

总分：

请根据一年来的体验和感觉，回答以下问题	根本没有①	很少②	有时候③	经常④	总是⑤
1．你常感到手脚心发热吗？					
2．你会感觉到身体、脸上发热吗？					
3．你会感觉到皮肤干或口干舌燥吗？					
4．你嘴唇的颜色比一般人的红吗？					
5．你容易便秘或大便干燥吗？					
6．你脸部两颧骨地方会潮红或偏红吗？					
7．你时常感到眼睛干涩吗？					
8．你经常熬夜吗？					

● 第五组：痰湿体质

总分：

请根据一年来的体验和感觉，回答以下问题	根本没有①	很少②	有时候③	经常④	总是⑤
1．你会感到胸口闷或上腹胀吗？					
2．你有身体沉重感或肿胀的感觉吗？					
3．你腹部肥满松软吗？					
4．你有头皮或脸部油脂分泌多的现象吗？					
5．你的上眼皮或眼袋比别人浮肿（上眼睑有轻微隆起的现象）吗？					
6．你常感到嘴里口水黏稠的吗？					
7．你平时痰多，特别是感到咽喉部总有痰堵着吗？					
8．你有湿湿而厚厚的一层舌苔吗？					

● 第六组：湿热体质

总分：

请根据一年来的体验和感觉，回答以下问题	根本没有①	很少②	有时候③	经常④	总是⑤
1．你面部或鼻部有油腻感或油亮发光吗？					
2．你脸上容易生痤疮或皮肤容易生疮疖吗？					
3．你感到口苦或嘴里有异味吗？					
4．你有大便黏滞不爽、解不干净的感觉吗？					
5．你小便时尿道有发热感、尿色浓（深）吗？					
6．你白带色黄（白带颜色发黄）吗？（限女性回答）					
7．你的阴囊潮湿吗？（限男性回答）					

● 第七组：血瘀体质

总分：

请根据一年来的体验和感觉，回答以下问题	根本没有①	很少②	有时候③	经常④	总是⑤
1．你的皮肤在不知不觉中会出现青紫瘀斑（皮下出血）吗？					
2．你的脸部两颊处有浮出细微血丝吗？					
3．你身体上时常有哪里疼痛吗？					
4．你面色晦暗或容易出现褐斑吗？					
5．你会出现黑眼圈吗？					
6．你容易记忆力衰退（健忘）吗？					
7．你口唇颜色偏暗吗？					

● 第八组：气郁体质

请根据一年来的体验和感觉，回答以下问题	根本没有①	很少②	有时候③	经常④	总是⑤
1. 你感到胸口闷闷不乐、情绪低沉吗？					
2. 你精神紧张、焦虑不安、急躁易怒吗？					
3. 你有多愁善感、感情脆弱、躲避人群、负面想法吗？					
4. 你容易感到害怕或受到惊吓吗？					
5. 你胁肋部或乳房胀痛吗？					
6. 你容易无缘无故叹气吗？					
7. 你咽喉部有异物感，且吐之不出、咽之不下吗？					

● 第九组：过敏体质
总分：

请根据一年来的体验和感觉，回答以下问题	根本没有①	很少②	有时候③	经常④	总是⑤
1. 即使没有感冒你也会打喷嚏吗？					
2. 没有感冒时，你也会鼻塞、流鼻涕吗？					
3. 你会因季节变化、温差大或异味等原因而咳喘的现象吗？					
4. 你容易对药物、食物、气味、花粉、季节交替时、气候变化等过敏吗？					
5. 你发生过荨麻疹（风团、风疹块、风疙瘩）吗？					
6. 你的皮肤因过敏出现过红斑、红点吗？					
7. 你的皮肤一抓就红，并出现抓痕吗？					

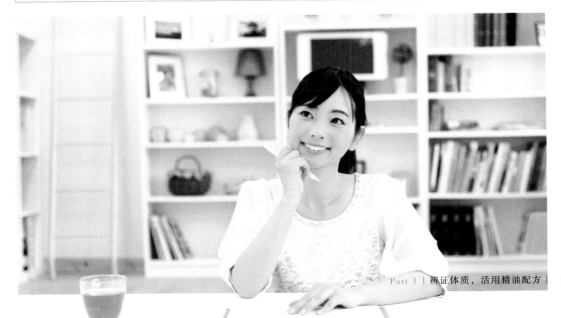

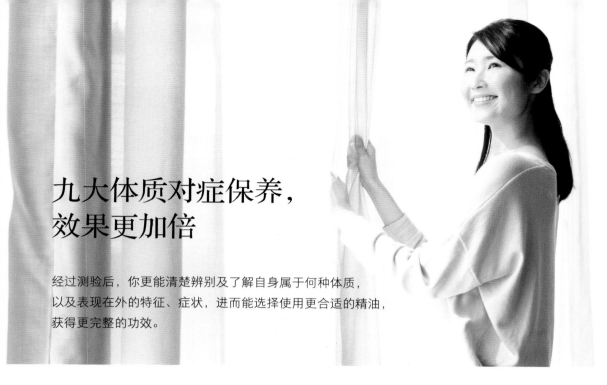

九大体质对症保养，
效果更加倍

经过测验后，你更能清楚辨别及了解自身属于何种体质，
以及表现在外的特征、症状，进而能选择使用更合适的精油，
获得更完整的功效。

请按照前页勾选的分数总计，累计最多分数者便是你所属的体质。若有分数接近的结果，则表示你可能兼具两种以上的体质。而第九组过敏体质部分，若有累计分数四分以上，则表示你可能是过敏体质。

● **平和体质：不易生病**

体形匀称健壮，皮肤润泽，头发稠密，目光有神，嗅觉通利，唇色红润，不易疲劳，精力充沛，耐受寒热，睡眠良好，胃口好，二便正常，舌色淡红，舌苔薄白，脉和缓有力。性格随和开朗，平时少病，对外界环境适应良好。

<u>适合精油类型</u> 可视偏好，善用精油来维护及加强身心健康。

● **气虚体质：易患感冒、虚弱**

语音偏弱，气促，容易疲乏，精神不振，活动就容易喘，易出汗，舌淡红，舌边有齿痕，脉弱。性格内向，不喜冒险。易患感冒或内脏下垂等，病后康复缓慢，不易适应风寒、暑湿环境。

<u>适合精油类型</u> 补气类精油，如西洋蓍草、迷迭香、薰衣草、岩兰草、乳香、古巴香脂、冷杉、檀香、桧木等。

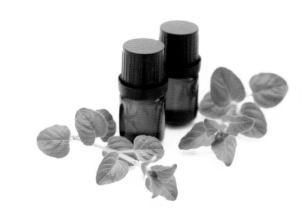

- **阳虚体质：易浮肿、拉肚子**

  肌肉松软不实，怕冷，手足冰冷，喜食温热饮食，精神不振，频尿，性功能下降，舌淡胖嫩，脉沉迟。性格多沉静、内向。易有痰多、浮肿、腹泻问题。冬天怕冷、易感风、寒或湿邪。

  适合精油类型 温热性精油，如肉桂、生姜、杜松、百里香、胡荽、甜茴香、姜黄等。

- **阴虚体质：口干舌燥、失眠、急躁**

  体形偏瘦，手足心热，口干，皮肤、黏膜干燥，鼻咽干燥，喜冷饮，大便干燥，舌红少津，脉细数。性情急躁，外向好动。易有心跳快、身体虚热、失眠、咳嗽等症状，不易适应暑热或干燥天气。

  适合精油类型 滋阴性精油，如天竺葵、茉莉、罗马洋甘菊、依兰、快乐鼠尾草等。

- **痰湿体质：身型丰满、易"三高"**

  身材肥胖，腹部肥满松软，脸部油脂多，汗多且黏，胸闷，痰多，口腔黏腻或甜，喜食肥腻甜点，舌苔腻，脉滑。性格偏温和、稳重，有耐性，易有糖尿病、代谢综合征及心血管问题。对湿重环境易适应不良。

  适合精油类型 利湿化痰类精油，如罗勒、葡萄柚、柠檬、野橘、丝柏、肉桂、生姜、黑胡椒、粉红胡椒等。

- **湿热体质：排便不畅、多汗黏腻、体味重**

  身材中等或偏胖，面多油垢，易有暗疮、湿疹、皮肤痒，口苦口干，身重困倦，排便不畅或便秘，小便黄，男性阴囊湿痒，女性容易白带多、阴道发炎，舌质偏红，苔黄腻，脉滑数。容易心烦急躁，易有皮肤或小便问题。不易适应湿重或高温环境。

  适合精油类型 清热利湿类精油，如薄荷、柠檬、尤加利、茶树、绿薄荷、蓝艾菊、麦卢卡等。

- **血瘀体质：易患心血管疾病、中风**

  胖瘦均有，面色晦暗，易有色斑，口唇黯淡，身上或舌头易见瘀斑、青筋，脉涩；容易筋骨酸痛、烦躁、健忘。多有心血管阻塞或痛症、出血症状或组织异常增生。对寒冷环境较不适应。

  适合精油类型 活血化瘀类精油，如乳香、古巴香脂、没药、马郁兰、永久花、西洋蓍草、蓝艾菊等。

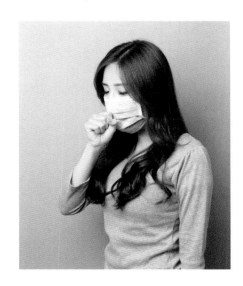

- **气郁体质：抑郁、失眠、甲状腺异常**

　　身体偏瘦者多，神情抑郁，情感脆弱，烦闷不乐，肩颈紧痛，头痛，容易心慌和失眠，舌淡红，苔薄白，脉弦。内向不稳定、敏感多虑。易有情绪问题、神经衰弱、失眠或乳腺增生。不适应阴雨天气。

　[适合精油类型] 行气类精油，如薄荷、野橘、玫瑰、佛手柑、姜黄、苦橙叶、西洋蓍草、乳香、橙花等。

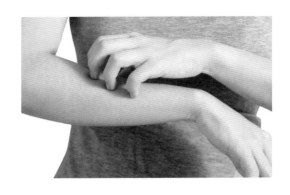

- **过敏体质：易患异位性皮肤炎、荨麻疹、过敏性鼻炎**

　　多有呼吸系统或皮肤的过敏症状，表现气喘、咽喉发痒、鼻子痒、眼睛痒、鼻塞、打喷嚏、荨麻疹、湿疹、花粉症、药物过敏等。对外界环境变化适应差。

　[适合精油类型] 抗敏类精油，如穗甘松、麦卢卡、西洋蓍草、蓝艾菊、薰衣草、茶树、薄荷等。

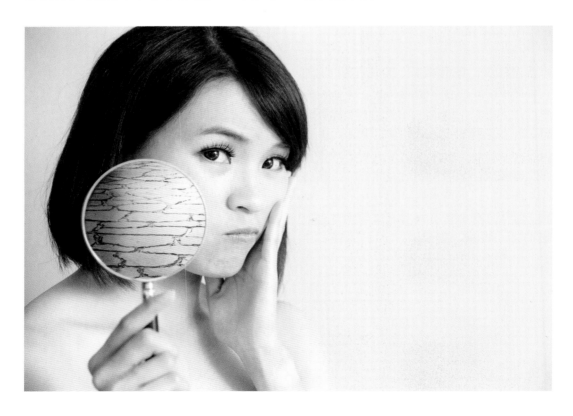

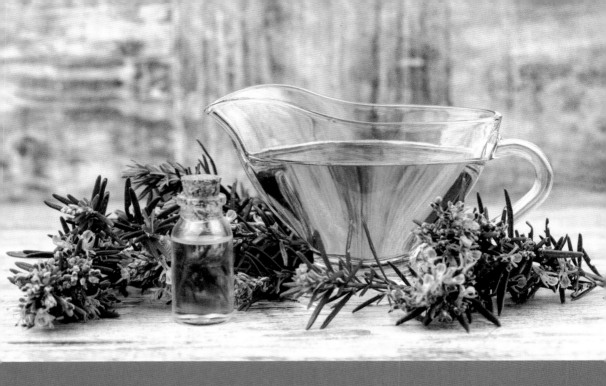

Part 4

精油循行十二经络，提升自愈力

依据中医理论，"经络"是联络脏、腑、肢体，运行气血的通路，人体内又分为"十二经络"。当全身经络畅通，五脏六腑的功能正常运转，则身心健康。反之，经络不通会产生各种病症。通过褚氏太极使用精油，能了解精油特定循行的经络，发挥调节、疏通、排毒的功能，疗愈身心。

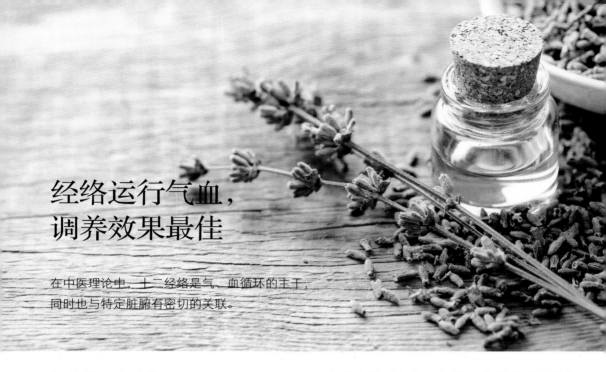

经络运行气血，
调养效果最佳

在中医理论中，十二经络是气、血循环的主干，
同时也与特定脏腑有密切的关联。

经络的三大功能

经络的记载最早出于《黄帝内经》和《难经》，汉墓出土的《脉书》则是讨论经络的专书。经络是人体中联络脏、腑、肢体，运行气血的通路。主要且较大的经络称之为经脉，经脉的分支则称之为络脉。

所谓"血行脉中，气行脉外"，人的生机靠的是气血的维护与营养。神采奕奕，容光焕发，代表人的气血旺盛、平衡、运行通畅。气血又与精髓息息相关，"精亏髓亡，死期可知。"可知经络运行气、血，生养精、髓，又与脏腑的功能相联系。

● 联系各处脏腑，网络内外全身

人体的五脏六腑、皮肉筋骨等组织器官，虽各有不同的生理功能，但又互相协调。主要是依靠人体经络中的经脉、经别与奇经八脉、十五络脉，四通八达地联系人体各脏腑组织；经筋、皮部联系了肢体筋肉皮肤，加上细小的络脉形成一个整体。

● 运行全身气血，浸润脏腑筋骨

中医认为，如果一个正常人的气、血、水三种通路能处在全身畅通均匀的状态下，即为最健康的身心状态，而经络为人体气血运行的主要通道，使营养物质运送到全身脏腑，滋养筋骨，气不通称之为"气滞"，中医常说"不通则痛"，气血运行不畅日久则产生"气滞血瘀"。

● 扶正祛邪，保卫人体健康

经络能"行气血而营阴阳"，使营卫之气密布全身；"卫气"保卫体表，即所谓的"抵抗力"；"营血"行走在血管中，负责输送营养物质到达全身。

十二经络所影响的并非仅局限于名称所指的五脏六腑而已，其对应的五官、形体、

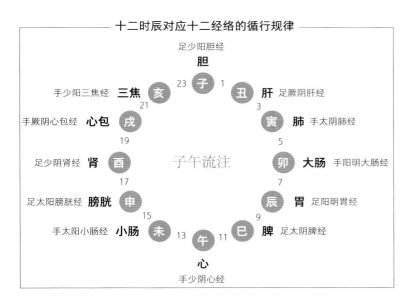

十二时辰对应十二经络的循行规律

子午流注

- 足少阳胆经 胆 子 23 1
- 手少阳三焦经 三焦 亥 21
- 手厥阴心包经 心包 戌 19
- 足少阴肾经 肾 酉 17
- 足太阳膀胱经 膀胱 申 15
- 手太阳小肠经 小肠 未 13
- 心 午 11 手少阴心经
- 脾 巳 9 足太阴脾经
- 胃 辰 足阳明胃经
- 大肠 卯 7 手阳明大肠经
- 肺 寅 5 手太阴肺经
- 肝 丑 3 足厥阴肝经

气血之运行，寅时（凌晨三至五时）起于手太阴肺经，而后至手阳明大肠经（凌晨五至七时）、足阳明胃经（早上七至九时）、足太阴脾经（早上九至十一时）、手少阴心经（中午十一至一时）、手太阳小肠经（下午一至三时）、足太阳膀胱经（下午三至五时）、足少阴肾经（下午五至七时）、手厥阴心包经（晚上七至九时）、手少阳三焦经（晚上九至十一时）、足少阳胆经（晚上十一时至凌晨一时）、足厥阴肝经（凌晨一至三时）。

大家不需要特意背诵人体的穴位，只需找出身体不适处对应的经络，然后选择归经于该经络的精油，稀释涂抹在经络循行路径或穴位上；运用按摩手法，顺经按摩为"补"，逆着经络按摩为"泻"，力度轻的为"补"，力度重的为"泻"。

举例来说，在感冒或呼吸道过敏发生时，可以循行肺经的路径为主，涂抹入肺经的精油，并慢慢地按摩。若凌晨三至五时（肺经）特别容易咳嗽，可以在这个时段加强使用精油经络疗法；若是肠胃不适，可选择入脾经、大肠经、小肠经的精油，循着腹部以及下肢脾胃经络的循行路径，稀释涂抹疏通按摩。身体有的部位感觉酸、痛、麻，显示对应的经络有气滞血瘀的病症，使用精油加强局部的经络按摩，可改善局部循环，达到缓解病症之效。

相关的组织系统乃至于循经部位都深受影响。十二经络遍及全身，所以善用适当的精油于其所影响的经络上，可获得一定的健康助力。

十二经络表里关系与运行顺序

如前所述，十二经络在体内与脏腑相联系，其中阴经"属脏主里"、阳经"属腑主表"，互为表里的经络在生理上密切联系，气血运行的时间也相互交错，病变时也会相互影响，因此治疗时相互为用。

● 十二时辰经络精油养生法

在《黄帝内经》中，将一天分为十二个时辰，并对应人体的十二条经络。理解了每个时辰与人体经络运行的关系后，在每个经络运行的时辰顺势调养，并减少耗损该经络的不良习惯，便可顺应这个规律进行经络精油疗法，达到最佳的养生效果。

手太阴肺经

运行时间　凌晨 3：00 ~ 5：00（寅时）

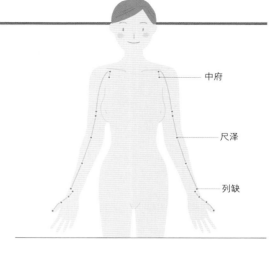

中府

尺泽

列缺

手太阴肺经运行的时间为凌晨三时至五时（寅时），肺朝百脉，其特点为"多气少血"；肺主气，管理呼吸及调节全身的气，肝在丑时把血液推陈出新后，将新鲜的血液提供给肺，通过肺送往全身。

手太阴肺经属于阴经，因此呼吸道的不适症状如夜咳、过敏等，常在凌晨三时至五时发生，此时人体体温最低，血压也最低，脑部的血液循环、脉搏和呼吸都处于最低下的状态，气血虚弱的人常在这个时段醒来，无法进入深度睡眠。

肺主皮肤、毛发，关系到皮肤毛孔的循环及滋养；肺也负责通调全身水道。肺经的呼吸驱动了全身氧气与二氧化碳的交换及体液的代谢；其表里大肠经则处理水分的吸收与废物的排出，若毒素聚积，容易经皮肤排毒，故对美容与抗老甚为重要。

对应与联结
· 表里经络：手阳明大肠经
· 相关组织系统：呼吸系统、皮肤、甲状腺
· 对应五官：鼻
· 对应形体：皮毛
· 损伤情志：悲
· 外感淫邪：燥

重要穴位与对应症状
· 尺泽：咳嗽、气喘、脖子僵硬、牙痛
· 中府：咳嗽、气喘、胸痛、肩背痛、丰胸
· 列缺：头痛、肩颈僵硬、咳嗽

循行方向

肺经起于身体中部，并向下走，与大肠相连，绕转后，经过横膈膜及肺，与肺相接，经络从腋下分出，向下走沿着手臂侧，经过肘窝（肘部折位），及至腕部，并走在腕动脉血管之上，从手拇指分出，另一支脉则从腕后分出，并于食指尖，与大肠经相接。

相关病症

1. 肺经病变会引起肺部相关的症状，如咳嗽、鼻过敏、气喘、胸闷、呼吸急促、水肿等。

2. 肺经问题也可能导致循经部位的疼痛，如肩背及手臂内侧前缘疼痛；喉、胸、肺等处疾病，以及有关循行部位的其他病症。

3. 痤疮、皮肤干燥、苍白暗沉、长斑。肺主皮毛，肺的气血充足，皮肤就有光泽、弹性；若皮肤没有光泽、干燥、暗沉、发白、长色斑，都代表身体气血不足；肺热会引起脸部长痤疮、粉刺。

入肺经精油

呼吸道相关病症

- 补气类：冷杉、迷迭香、檀香、雪松、西洋蓍草、桧木等
- 消炎抗菌（抗病毒）类：尤加利、茶树、香蜂草、百里香、丁香、牛至等
- 清肺化痰类：迷迭香、广藿香、丝柏、豆蔻、雪松、莱姆、野橘、苦橙叶、乳香、没药等
- 止咳（缓解支气管痉挛）：薰衣草、罗勒、马郁兰等
- 温肺：柠檬草、山鸡椒、生姜、黑胡椒、百里香、丁香、玉兰花等
- 清肺热：薄荷、茶树、尤加利、绿薄荷等

尤加利对肺经的功效

主要作用
1. 单萜醇、倍半萜氧化物对肺经的复原作用。
2. 单萜氧化物对肺经的活化作用。

次要作用
单萜烯、单萜醛对肺经的提升作用。

功能
尤加利具抗病毒、止痛、清热解表、抗感染、止咳、化痰、利尿作用，可用于治疗单纯性疱疹病毒引起的口唇疱疹和生殖疱疹以及带状疱疹引起的水泡及神经痛、麻疹、猩红热等。
尤加利能提升免疫力，适合经常感到疲倦、容易感冒的人使用。

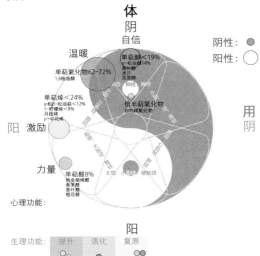

尤加利之褚氏太极

皮肤相关病症

- 保湿：玫瑰、天竺葵、没药、橙花等
- 保持肌肤弹性：茉莉、岩兰草等
- 抗皱抗老：永久花、檀香等
- 皮肤炎、伤口：薰衣草、茶树、西洋蓍草、罗马洋甘菊、乳香、没药、永久花等
- 油性肌肤（毛孔粗大）：雪松、玫瑰、丝柏等
- 毛发保养：依兰、快乐鼠尾草等

玫瑰对肺经的功效

主要作用
1. 单萜醇、倍半萜醇、倍半萜烯对肺经的复原作用。
2. 苯基醇对肺经的稳定作用。
3. 单萜氧化物对肺经的活化作用。

次要作用
1. 单萜醛对肺经的提升作用。
2. 单萜烯对肺经的提升作用。
3. 倍半萜酮对肺经的复原作用。

加强作用
酯类对肺经的舒缓作用。

功能
玫瑰入肺经，有极强的抗微生物功能，可用于呼吸道感染，如咳嗽、气喘、支气管炎、肺结核等。玫瑰有收缩微血管、收敛毛孔的效果，对老化皮肤有极强的修复作用，尤其是干性、敏感性及老化肌肤，用于保养皮肤、保湿收敛毛孔、皮肤出血、皮肤中毒等。

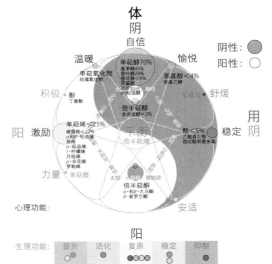

玫瑰之褚氏太极

手阳明大肠经

运行时间　早上5：00～7：00（卯时）

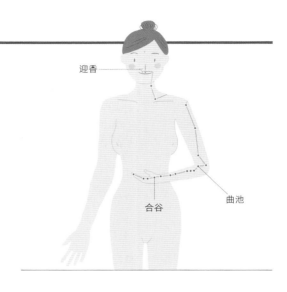

迎香

曲池

合谷

手阳明大肠经运行的时间为早上五时至七时（卯时），大肠经养阳、生津、通腑，此时段有利于排泄。俗话说"肠道一通全身轻松"，一大早要把体内垃圾、毒素排出，所以要养成早上排便的习惯。卯时血气流注于大肠，此时最适合喝杯温开水，可以帮助排便，排出毒素。

对应与联结
· 表里经络：手太阴肺经
· 相关组织系统：大肠、鼻、咽喉、皮肤

重要穴位与对应症状
· 合谷：头面部疾病、美容、头痛、颜面神经麻痹、感冒
· 曲池：宁神静气、咽喉肿痛、眼睛痛、头痛
· 迎香：鼻塞、呼吸道症状、流鼻血、面痒

循行方向
由食指内侧端，循食指而上，经二、三间，至两骨间之出合谷，上两筋间之阳溪，循手臂而上至偏历、手三里，入肘外廉之曲池，上臑外前至臂臑，上肩至肩髃，

巨骨，向上交会颈部，下入缺盆，络于肺，通过横膈膜，属于大肠。

相关病症
1. 本经穴位主治头面、五官、咽喉病、热病及经络循行部位的其他病症。

2. 消化系统运化功能失调，发生便秘、腹泻、腹痛、腹胀气、痢疾、痔疮等症状；现代人饮食湿热，常造成大肠壁发炎引起溃疡性肠炎；另外，由于紧张及焦虑引起肠痉挛，引起腹痛、腹胀、腹泻或恶心感。

3. 鼻塞、流鼻血、流鼻涕、咽喉肿痛、口臭、口干、牙痛、背脊僵硬等。

4. 大肠累积大量毒素后，会造成皮肤黑斑、过敏、蜡黄、颜色暗黄、干燥易脱皮。

入大肠经精油

- 促消化、消胀气、缓解腹痛：豆蔻、薄荷、绿薄荷、甜茴香、丁香、香蜂草、马郁兰等
- 肠炎：柠檬草、山鸡椒、牛至等
- 腹泻：广藿香、桂皮、肉桂、黑胡椒、生姜等
- 肠胃解毒：胡荽叶、柠檬、野橘、葡萄柚等

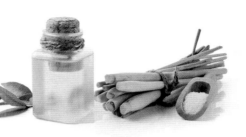

🌿 柠檬草对大肠经的功效

主要作用

1．单萜醛、单萜烯对大肠经的提升作用。
2．倍半萜烯、倍半萜醛对大肠经的复原作用。

次要作用

单萜醇、倍半萜醇对大肠经的复原作用。

加强作用

酯类对大肠经的舒缓作用。

功能

柠檬草能促进消化、消除胃肠胀气、缓解肠痉挛；能补气、行气止痛、通经络，强化肌肉功能。

🌿 胡荽叶对大肠经的功效

主要作用

1．单萜醛对大肠经的提升作用。
2．倍半萜酮对大肠经的复原作用。

次要作用

单萜醇对大肠经的复原作用。

功能

胡荽叶可用帮助消化、消除胀气、食欲不振等，促进身体解毒及发汗排毒、透疹等功能。

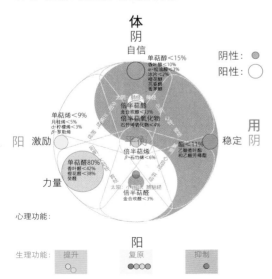

柠檬草之褚氏太极

胡荽叶之褚氏太极

足阳明胃经

运行时间　早上7∶00~9∶00（辰时）

足阳明胃经运行的时间为早上七时至九时（辰时），血气流注于胃。阳明经是多气多血之经，此时人体的胃肠消化吸收最强，能将营养输送到各器官，因此，也是滋养脏腑的最佳时刻，早餐一定要吃得营养均衡，对身体有很大帮助。

胃经循行于足，多进行健走、慢跑等下肢运动，有利于胃经的健康。胃经异常会频频打哈欠，腹部胀满，下肢小腿部的气血不畅，容易冰冷、酸痛发麻等。

胃经若气盛有余，则身体发热，食欲过盛、吃完东西很快就又饿了，小便色黄。胃经若气虚不足，则身体发冷发抖，胃内寒冷感且感到腹胀、消化不良。

对应与联结

· 表里经络：足太阴脾经
· 相关组织系统：胃、乳房、小腿前侧

重要穴位与对应症状

· 足三里：长寿穴位，消化系统、咳嗽气喘、呕吐
· 丰隆：去痰、瘦腰收腹，哮喘、头痛、精神病
· 天枢：痛经、腹胀气、腹痛

循行方向

胃经起于鼻侧即大肠经的尽头，再经过眼内角，并从眼下部分出，一直往下走，进入上牙床内，绕过唇及下颚，并向下走至胃，与胃相接；在体外，经络经过颈，胸及腹，及至股沟，再往下循行于大腿及小腿前部，直至脚面，及至足二趾尖的侧部，另一支脉则从脚面分出，走至足大趾，与脾经相接。

相关病症

1. 本经穴位主治胃肠病、头面、眼睛、鼻、口、牙齿痛、神志病及经络循行部位的其他病症。

2. 胃痛、胃溃疡、容易饥饿、呕吐、口渴、口臭等。胃经与脾经互为表里，脾经的损伤可能由情志所致，所以思虑过度会影响食欲，情绪紧张也会导致消化不良。

3. 胃经循行部位，从脚趾往上到鼻子。循经部位因此会经过膝盖、胸口、面口鼻等部位，出现水肿、咽喉肿痛、流鼻血、胸部、膝盖疼痛、胸部疼痛等症状，均与胃经的功能有关。

天枢

足三里

丰隆

入胃经精油

- 胃寒吐泻（温胃）：生姜、桂皮、肉桂、广藿香、黑胡椒等
- 消除胀气：罗勒、甜茴香、豆蔻、胡荽叶、苦橙叶等
- 胃气上逆（打嗝、恶心呕吐）：丁香等
- 利湿化痰：葡萄柚、野橘、柠檬等
- 胃酸逆流：野橘、柠檬、薄荷等
- 行气开胃：薄荷等

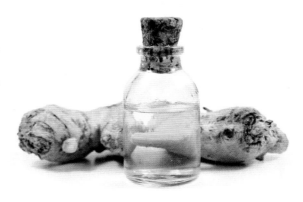

❧ 生姜对胃经的功效

主要作用
1. 倍半萜烯对胃经的平衡、复原作用。
2. 单萜烯、单萜醛对胃经的提升作用。
3. 倍半萜酮对胃经的复原作用。

次要作用
单萜醇、倍半萜醇对胃经的复原作用。

功能
生姜入胃经，能温胃散寒，开胃、消胀气、胃痉挛，促进胃液分泌，可用于晕车、晕船引起的反胃、孕妇恶心呕吐、水肿脚气、腹泻、腹痛、利水等。

❧ 柠檬对胃经的功效

主要作用
1. 单萜醛、单萜烯对胃经的提升作用。
2. 倍半萜烯对胃经的平衡、复原作用。

次要作用
单萜醇对胃经的复原作用。

功能
柠檬可中和胃酸、促进消化，调节胰岛素分泌，能溶解脂肪团块，有利尿作用，消除水肿。

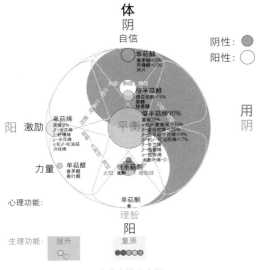

生姜之褚氏太极

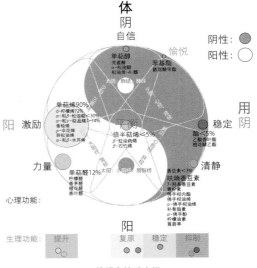

柠檬之褚氏太极

足太阴脾经

运行时间　早上9：00～11：00（巳时）

　　足太阴脾经运行的时间为早上九时至十一时（巳时），此时人体气血最旺盛，头脑最清晰，是一天中第一个适合工作和学习的黄金时间，也是老人锻炼身体的好时段。脾经主消化，吸收营养，为后天之本，所以必须吃好早餐，让脾经能够吸收均衡的营养，身体才有能量应付一天的各种劳动。

对应与联结

· 表里经络：足阳明胃经。
· 相关组织系统：免疫、内分泌、肌肉。
· 对应脏腑：脾。
· 对应五官：口。
· 对应形体：肌肉。
· 损伤情志：思。
· 外感淫邪：湿。

重要穴位与对应症状

· 三阴交：主治子宫出血、月经不调、痛经、白带、不孕症，以及男性遗精、遗尿、阳痿等。其他主治如腹胀、消化不良、食欲不振、肠绞痛、腹泻、失眠、神经衰弱、全身无力、下肢麻痹、神经痛、脚气病等。具有双向调节作用，能活血、止血、滋阴、化湿。
· 血海：是治血的要穴位，能调节气血、治疗月经及子宫诸症，如月经不调、闭经、痛经、崩漏、功能性子宫出血、白带、产后恶露不止、贫血；也可以治疗风疹、荨麻疹、湿疹、皮肤瘙痒、神经性皮炎等皮肤病症。

循行方向

　　脾经起于足大蹞趾，循行于大趾内侧，经过内踝，并沿着大腿及小腿的内侧直上，进入腹部，与脾胃相联系；经络上行至胸部，连舌根，散布舌下；其支脉从胃分出，上至膈肌，流注心脏。

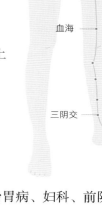

血海

三阴交

相关病症

　　1. 本经穴位主治胃病、妇科、前阴病及经络循行部位的其他病症。

　　2. 脾经主要与运化功能有关，脾负责消化功能，能将食物化为气血运转所需。若脾经运作不良，会出现消化不良、腹胀、腹泻、便溏、胃脘痛、打嗝嗳气、身重无力、糖尿病、贫血等症状。

　　3. 脾经循行部位失调，会出现女性妇科病、男性前阴病包括阴囊、阴茎、前列腺等病症。此外，脾有统摄血液在经络的功能，脾虚则营气化生不足，不能统摄血液，就会引起各种出血疾患，例如经血过多、崩漏、便血等。

入脾经精油

胡荽、胡荽叶、豆蔻、姜黄、薄荷、绿薄荷、西
洋蓍草、柠檬草、山鸡椒、香蜂草、生姜、马
郁兰、广藿香、罗勒、迷迭香、甜茴香、黑胡
椒、牛至、丁香、莱姆、野橘、佛手柑、乳香、
没药等

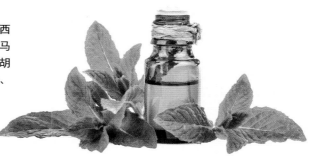

🌿 野橘对脾经的功效

主要作用
1. 单萜醇对脾经的复原作用。
2. 倍半萜烯对脾经的平衡、复原作用。
3. 苯基酯对脾经的稳定作用。

次要作用
1. 单萜烯、单萜醛对脾经的提升作用。
2. 倍半萜酮对脾经的复原作用。

加强作用

酯类对脾经的舒缓作用。

功能

野橘能健脾化痰、缓解肠胃道痉挛，用于因紧张造成的腹
痛、腹泻、肠躁症、胃酸逆流；具燥湿化痰、利尿功能，
用于降胆固醇、肥胖症、水肿等。

🌿 薄荷对脾经的功效

主要作用
1. 单萜醇、倍半萜醇对脾经的复原作用。
2. 倍半萜烯对脾经的平衡、复原作用。
3. 单萜氧化物对脾经的活化作用。

次要作用

单萜烯对脾经的提升作用。

加强作用

酯类对脾经的舒缓作用。

功能

薄荷行气消胀、开郁止痛、抗痉挛，能缓解肠胃痉挛疼痛
及肋间神经痛，消胀气，缓解消化不良、呕吐、腹泻、便
秘、口臭、晕车恶心、火烧心、胃炎等。

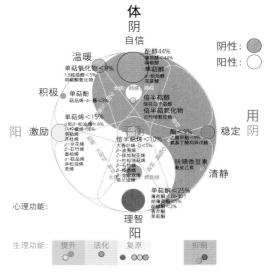

野橘之褚氏太极

薄荷之褚氏太极

手少阴心经

运行时间　中午11：00～下午1：00（午时）

手少阴心经的运行时间是中午十一时至下午一时（午时），此时气血流注于心经，是养心气的时间，最宜午睡养阳气。午时是阳气最盛的时候，阳虚的人最好午睡以养阳气。午觉建议要平躺，不要超过一小时。俗话说"乐极生悲"，过喜可能耗伤心气；此外，正午之时，若长时间暴晒于炎热烈日之下，容易造成心血管的负担。

心主血脉，汗为心之液；心开窍于舌，其华在面。心主神志，因此心悸、失眠多梦、健忘痴呆等症状，都跟心经有关。

对应与联结

· 表里经络：手太阳小肠经
· 相关组织系统：心脏、血管、大脑
· 对应脏腑：心
· 对应五官：舌
· 对应形体：脉
· 损伤情志：喜
· 外感淫邪：暑

重要穴位与对应症状

· 神门：心慌、失眠、神志不清、心气郁结
· 少海：肘关节炎、心痛、腋下胁下痛
· 少冲：昏厥、心痛、胸痛
· 极泉：胸痛、肩臂痛、肘痛

循行方向

手少阴心经起于心中，穿过膈肌，

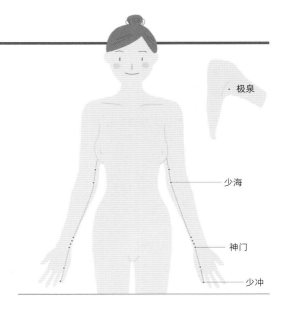

· 极泉

少海

神门

少冲

联结小肠；其分支从心脏出来，沿着食道上行至咽喉及眼球。另一支从心系出来，经过肺及腋下，沿上肢内侧进入掌中，沿着小指桡侧，出小指的少冲。它主要经过心、小肠这两个脏腑，主管与血脉有关的疾病，以及心经循行经过之处的疾病。

相关病症

1. 本经穴位可主治胸、心、循环系统、神经系统等病症，以及经络循行经过相关部位的症状。

2. 心经问题会引起心前区或胸胁部位的胀闷疼痛、心悸、心绞痛；心主血脉，如果心血不足，会出现失眠、情绪障碍、咽干、口渴、癫狂等病症。

3. 由于循经部位会经过眼睛，因此若心经失调，会出现眼睛发黄、脸部灼热充血、胸胁疼痛、上臂、前臂内侧后边痛、手掌心热等症状。

入心经精油

- 有益于心血管：乳香、没药、永久花、香蜂草、依兰、古巴香脂等
- 安神助眠：薰衣草、檀香、岩兰草、苦橙叶、依兰、穗甘松、桧木、雪松等
- 抗抑郁：玫瑰、茉莉、罗马洋甘菊、广藿香
- 益心气：岩兰草、迷迭香、侧柏等

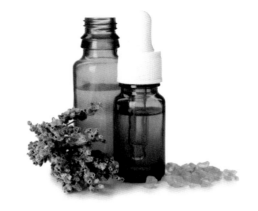

薰衣草对心经的功效

主要作用

1. 酯类、苯基醛对心经的舒缓作用。
2. 倍半萜烯、倍半萜氧化物对心经的平衡、复原作用。
3. 苯基酯对心经的稳定作用。

次要作用

单萜酮对心经的复原作用。

功能

薰衣草宁心安神，对心经有镇静、抚慰的作用，可用于降血压，缓解心悸、心律不齐、失眠、躁动、焦虑、抑郁、癫痫等症状。

岩兰草对心经的功效

主要作用

1. 倍半萜烯对心经的平衡、复原作用。
2. 倍半萜醇对心经的复原作用。
3. 苯基酸对心经的舒缓作用。
4. 酯类对心经的舒缓作用。

次要作用

倍半萜酮对心经的复原作用。

功能

岩兰草入心经，对中枢神经有极佳的平衡、镇静作用，可深度放松，用于减轻压力、焦虑、平复情感的创伤，帮助进入较深层之睡眠，也可用于注意力不足过动症。
岩兰草可补气、活血、行血，增加红细胞的携氧量，有助于改善身体疲劳；其活血、行血功能可温和地增加局部血液循环，减轻肌肉酸痛、关节炎等症状。

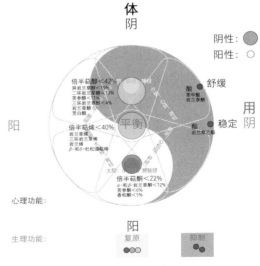

薰衣草之褚氏太极　　　　　岩兰草之褚氏太极

手太阳小肠经

运行时间　下午1：00～3：00（未时）

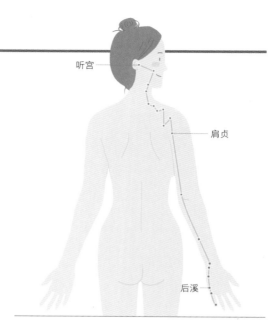

听宫

肩贞

后溪

手太阳小肠经属于阳经，运行时间是下午一时至三时（未时），血气流注于小肠，此时小肠将营养物质吸收到体内，小肠可分清浊，将水液归入膀胱，营养精华上输至脾，将浊物送到大肠消化及形成粪便。

午餐尽量在下午一时前吃完，这样小肠能发挥最佳的消化功能，这时候，多喝水有助于小肠排毒功能；在此时段做肩颈操，或是使用精油按摩肩颈，可以有效舒解肩颈酸痛、活络小肠经。

对应与联结

· 表里经络：手少阴心经
· 相关组织系统：十二指肠、空肠、回肠、肩关节

重要穴位与对应症状

· 后溪：急性腰扭伤、落枕、足跟痛
· 听宫：耳鸣、耳聋、牙痛
· 肩贞：肩周炎、手臂麻痛

循行方向

　　从小指外侧末端开始（少泽），沿手掌尺侧（前谷、后溪）、上向腕部（腕骨、阳谷）、出尺骨小头部（养老），直上沿尺骨下边（支正），出于肘内侧当肱骨内上髁和尺骨鹰嘴之间（小海），向上沿上臂外后侧，出肩关节部（肩贞、臑俞），绕肩胛（天宗、秉风、曲垣），交会肩上（肩外俞、肩中俞；会附分、大杼、大椎），进入缺盆（锁骨上窝），络于心，沿食管，通过膈肌，到胃（会上脘、中脘）。

相关病症

　　1. 小肠经失调会出现下腹痛、腹胀、消化不良。

　　2. 小肠经循经部位的失调会出现头颈、五官症状、发热、精神疾病等症状，如耳鸣、耳聋、中耳炎、眼痛目黄、牙龈及面颊肿、下颌肿、扁桃腺肿、咽喉疼痛等症状。

　　3. 头痛、失眠、精神疾病、落枕、肩痛、腰扭伤、肩胛部疼痛、上肢外后侧疼痛等症状。

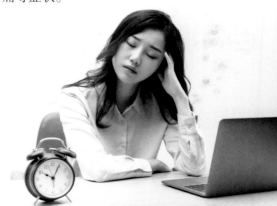

入小肠经精油

薄荷、绿薄荷、薰衣草、柠檬草、山鸡椒、香蜂草、快乐鼠尾草、生姜、莳萝、广藿香、迷迭香、甜茴香、胡荽、百里香、黑胡椒、牛至、肉桂、丁香、野橘、葡萄柚、苦橙叶、乳香、没药、罗马洋甘菊等

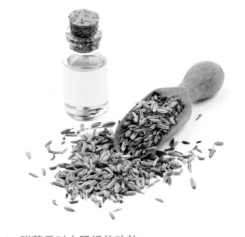

🌿 绿薄荷对小肠经的功效

主要作用
1. 单萜酮对小肠经的复原作用。
2. 倍半萜烯对小肠经的平衡、复原作用。

次要作用
1. 倍半萜醇对小肠经的平衡作用。
2. 酯类对小肠经的舒缓作用。

加强作用
单萜烯对小肠经的提升作用。

功能
绿薄荷可用于消化系统问题，如打嗝、恶心、呕吐、便秘、腹泻、胀气、促进食欲等；也常用于晕车晕船，口臭，牙龈发炎等。

🌿 甜茴香对小肠经的功效

主要作用
1. 醚类对小肠经的稳定作用。
2. 单萜酮对小肠经的复原作用。

次要作用
苯基类对小肠经的舒缓作用。

加强作用
单萜烯对小肠经的提升作用。

功能
甜茴香可保护胰腺，增进肠胃的蠕动，对便秘或腹泻皆有帮助；缓解腹绞痛，结肠炎，恶心反胃，打嗝，胀气等症状。

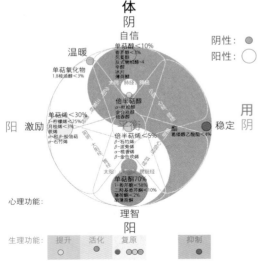

绿薄荷之褚氏太极

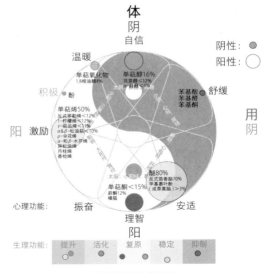

甜茴香之褚氏太极

足太阳膀胱经

运行时间　下午3：00～5：00（申时）

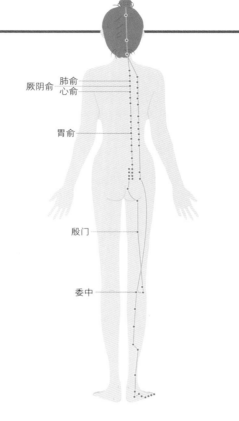

　　足太阳膀胱经属于阳经，运行时间是下午三时至五时（申时），此时血气流注于膀胱经，膀胱储藏水液和津液，并将带着代谢废物的尿液排出体外，津液则在体内循环。小肠经把食物里的营养吸收送到血液里，所以膀胱经时段血液营养物质浓度很高，因此宜多喝水来稀释血液、帮助膀胱排除体内废物，促进泌尿系统的代谢。此时头脑、记忆力较为清晰，是一天中第二个适合工作和学习的黄金时间。

对应与联结

· 表里经络：足少阴肾经
· 相关组织系统：泌尿系统、脊椎、子宫、关节

重要穴位与对应症状

· 殷门至委中：膀胱经是身体排毒通道，从臀下殷门至委中这段经络，对排毒非常重要，有两条膀胱经从此经过，此处聚毒最多，应加强此处之疏通。
· 俞：膀胱经在后背有许多俞的穴位，俞指的就是通道，位于脊椎旁开1.5寸。这些俞各对应脏腑，如咳嗽取穴肺俞，胃痛就按胃俞，心血管就按厥阴俞和心俞。

循行方向

　　从内眼角开始（睛明），上行额部（攒竹、眉冲、曲差；会神庭、头临泣），交会于头顶（五处、承光、通天；会百会）；直行的经络从脑髓上至头顶，经由天柱下行至后颈，沿着肩胛骨内侧和脊柱两旁的大杼、肺俞、心俞等下达腰部，联络到肾脏。

相关病症

　　1. 膀胱经主表，外邪常从膀胱经进入，故膀胱经常跟外感症状有关，如感冒、头痛、鼻塞、流鼻涕、流鼻血等症状。

　　2. 本经穴位主治头、颈、目、背、腰、下肢病症以及神志病。

　　3. 膀胱经失调会引起遗尿、小便不利、小便量少、尿床等泌尿道症状。

　　4. 循行路线会经过背部直到后脑勺，若失调会出现头颈痛、目痛、腰背疼痛、臀部痛、神志异常、癫狂等症状。

入膀胱经精油

天竺葵、永久花、玫瑰、茉莉、罗马洋甘菊、薄荷、绿薄荷、柠檬草、香蜂草、快乐鼠尾草、生姜、广藿香、迷迭香、甜茴香、黑胡椒、牛至、肉桂、丁香、野橘、葡萄柚、檀香、杜松、穗甘松、蓝艾菊、麦卢卡、西洋蓍草

其他俞穴

- 三焦俞：位于第一腰椎棘突下，可对应腰痛、带下、月经不调、耳鸣、头痛、腹胀满闷等。
- 肾俞：位于第二腰椎棘突下，可对应阳痿、月经不调、不孕、腰痛、耳鸣、频尿、水肿、虚热等。
- 大肠俞：位于第四腰椎棘突下，对应便秘、头痛、牙痛、腹痛、腹泻等。
- 膀胱俞：位于第二骶椎棘突下，对应小便失禁、漏尿、发热头痛、频尿、尿道炎、腰痛、小腹胀痛、白带等。

🌱 天竺葵对膀胱经的功效

主要作用

单萜酮、倍半萜烯对膀胱经的复原作用。

次要作用

1. 苯基酯对膀胱经的稳定作用。
2. 倍半萜醇对膀胱经的复原作用。
3. 酯类对膀胱经的舒缓作用。

加强作用

单萜烯对膀胱经的提升作用。

功能

天竺葵入膀胱经，有利尿功能，促进淋巴循环及代谢，能排出体内过多的水液，改善水肿；可帮助肝肾排毒，用于肾结石、糖尿病、泌尿道感染等；对黏膜组织有排毒作用，可用于胃肠炎、胃溃疡、痔疮、痢疾等。

🌱 杜松对膀胱经的功效

主要作用

单萜酮、倍半萜烯对膀胱经的复原作用。

次要作用

1. 倍半萜醇对膀胱经的复原作用。
2. 酯类对膀胱经的舒缓作用。

加强作用

单萜烯对膀胱经的提升作用。

功能

杜松是能解毒及排毒，为强利尿剂，加强肾脏及泌尿道排出代谢废物，可用于水肿、体液滞留、排尿无力、前列腺肿大、肾结石、耳鸣、肝病等。也可作为生殖泌尿道的抗菌剂，用于尿道炎、膀胱炎、肾炎、阴道炎、白带。

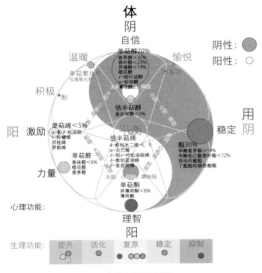

天竺葵之褚氏太极

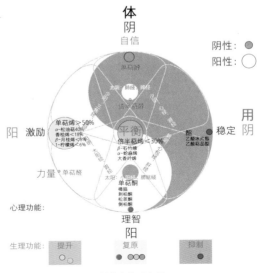

杜松之褚氏太极

足少阴肾经

运行时间　下午5：00～7：00（酉时）

　　足少阴肾经属于阴经，运行时间是下午五时至七时（酉时），此时血气流注于肾经。肾主生殖和五脏六腑之精；肾为先天之本，是人体协调阴阳能量的经络，也是维持体内水液平衡的主要经络。肾在酉时进入储藏能量的阶段，这个时段应是工作完毕需稍事休息之时，不宜过劳。肾虚者在傍晚时段会有特别疲劳的感觉，这个时段也是补肾的最好时机。

对应与联结

- 表里经络：足太阳膀胱经
- 相关组织系统：生殖系统、泌尿系统、内分泌系统、骨骼系统、脑、耳
- 对应脏腑：肾
- 对应五官：耳
- 对应形体：骨
- 损伤情志：恐
- 外感淫邪：寒

重要穴位与对应症状

- 涌泉：人体长寿大穴、保养肾功能、反复口疮、头痛、小便不利
- 太溪：手脚冰冷、肾的病症

循行方向

　　从足小趾下边开始，斜向脚底心（涌泉），出于舟骨粗隆下（然谷、照海、水泉），沿内踝之后（太溪），分支进入脚跟中（大钟）；上向小腿内（复溜，交信；会

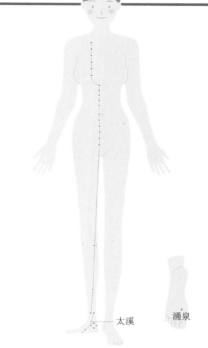

太溪　　涌泉

三阴交），出膝后腘窝内侧（筑宾、阴谷），上大腿内后侧，通过脊柱（会长强）属于肾、络于膀胱（肓俞、中注、四满、气穴、大赫、横骨；会关元、中极）。

相关病症

　　1. 本经穴位主治妇科、前阴病、肾、肺、咽喉病及经络循行部位的其他病症。

　　2. 循经部位的症状，如喉咙痛、咳嗽、气喘、脚跟痛、腰膝酸软、骨头退化、下肢冰冷、下肢内后侧疼痛等，也可能是肾经失调所致。

　　3. 肾经失调会导致小便少、遗尿、水肿、便秘、久泻等症状。

　　4. 肾主生殖，肾经失调会导致月经失调、男女不孕症、男性的性功能障碍、遗精等。

入肾经精油

天竺葵、玫瑰、茉莉、橙花、依兰、岩兰草、快乐鼠尾草、生姜、迷迭香、甜茴香、黑胡椒、桂皮、肉桂、苦橙叶、檀香、杜松子、冷杉、丝柏、西洋蓍草

🌿 茉莉对肾经的功效

主要作用
1. 苯基酯对肾经的稳定作用。
2. 倍半萜烯对肾经的平衡、复原作用。
3. 倍半萜醇对肾经的复原作用。
4. 酯类对肾经的调养作用。

次要作用
单萜酮、倍半萜酮对肾经的复原作用。

功能
茉莉入肾经，对男女都有催情作用，缓解因为压力造成的性欲低下；且用于平衡激素，对女性来说，可调整子宫及卵巢功能、用于痛经；若怀孕、临盆时，可加强子宫收缩，帮助产程，减轻生产痛、排出胎盘及瘀血，也能增加泌乳量。茉莉对于男性，则可催情壮阳、强化性功能，并用于阳痿、勃起不全或早泄、前列腺疾患、前列腺肥大、淋病、精子功能低下等症。

🌿 依兰对肾经的功效

主要作用
1. 苯基酯对肾经的稳定作用。
2. 倍半萜烯、倍半萜醇对肾经的平衡、复原作用。
3. 酯类对肾经的调养作用。

次要作用
醚类对肾经的稳定作用。

功能
依兰入肾经，能刺激肾上腺、平衡激素，为子宫之补药。依兰滋养肾气及肾阴，当身体平衡放松时可提升性欲、治疗性冷淡、阳痿、勃起不全或早泄，并使女性胸部坚挺。

🌿 玫瑰对肾经的功效

主要作用
1. 苯基醇、苯基酸对肾经的稳定、调养作用。
2. 倍半萜烯、倍半萜醇对肾经的平衡、复原作用。
3. 酯类对肾经的调养作用。

次要作用
1. 倍半萜酮对肾经的复原作用。
2. 醚类对肾经的稳定作用。

加强作用
单萜烯对肾经的提升作用。

功能
玫瑰令人有自信，其舒肝行气的特质带来极佳的催情作用，可提升内分泌系统、滋养子宫、改善性冷淡。女性可用于缓解更年期不适、月经不规则、减少过多的经血、痛经、促进乳汁分泌；对男性来说，可帮助精子的制造、催情以及提升性功能。

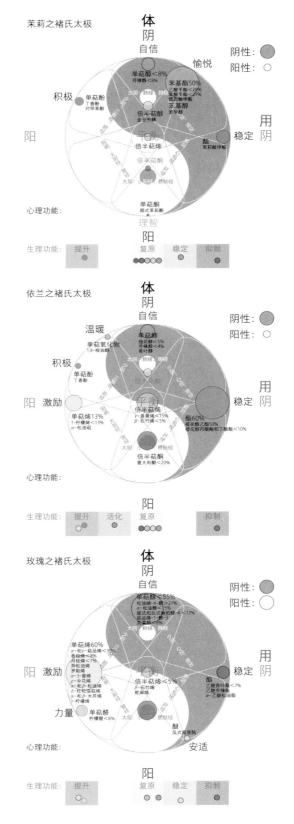

手厥阴心包经

运行时间　晚上7：00～9：00（戌时）

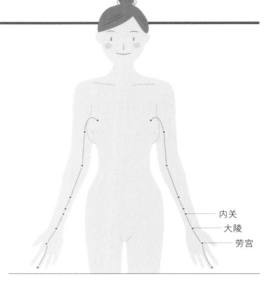
内关
大陵
劳宫

　　手厥阴心包经属于阴经，运行时间是晚上七时至九时（戌时），血气流至心包经，心包经主泻、主血；晚餐宜吃少、清淡，不宜过于油腻、食量过多。餐后要适度运动，以散步或快走的方式最好，不宜剧烈运动，否则不容易入睡。

对应与联结
· 表里经络：手少阳三焦经
· 相关组织系统：心脏、血管

重要穴位与对应症状
· 内关：心悸、落枕、眩晕、打嗝、呕吐
· 大陵：臭、滑鼠手
· 劳宫：汗、呕吐、恶心、口臭

循行方向
　　起于膻中，沿胸内出胁部，当腋下三寸处（天池）向上到腋下，沿上臂内侧（天泉），于手太阴、手少阴之间，进入肘中

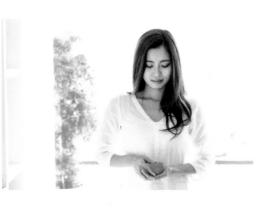

（曲泽），下向前臂，走两筋（桡侧腕屈肌腱与掌长肌腱之间）（郄门、间使、内关、大陵），进入掌中（劳宫），沿中指桡侧出于末端（中冲）。

相关病症
　　1. 本经穴位主治心、胸、胃、神志病以及经络循行部位的其他病症。

　　2. 心包经失调的病症有心悸、盗汗、心前区疼痛、腋下肿胀、癫狂、胸满闷感，以及手肘内侧、前臂、手腕、手心、中指疾患等。

　　3. 心藏神，心包也主神，与神志病、心脏病有关。心包经的问题与癫狂、情绪障碍、抑郁、焦虑、恐慌有关。

　　4. 心包经失调与冠心病、高血脂有关；易表现出胸闷、运动时胸痛、唇紫暗等症状。

　　5. 心包为火经，因此与热性病有关，例如发高烧、流鼻血、癫狂、掌心发热等症。心包经与多种血症也有关，如咯血、鼻血、吐血等。

入心包经精油

依兰、薰衣草、乳香、没药、永久花、马郁兰、罗勒、甜茴香、百里香、香蜂草、岩兰草、茉莉、罗马洋甘菊、快乐鼠尾草、佛手柑、穗甘松、肉桂、粉红胡椒、古巴香脂

依兰对心包经的功效

主要作用
1. 醚类对心包经的稳定作用。
2. 倍半萜烯对心包经的平衡、复原作用。
3. 酯类对心包经的调养作用。

次要作用
1. 单萜酚对心包经的提升作用。
2. 倍半萜醇对心包经的复原作用。

功能

依兰可镇定宁心安神、舒肝解郁，用于降低呼吸急促（过度换气）及心率过高、心悸、失眠等症状；能提升血液循环，双向平衡血压。

永久花对心包经的功效

主要作用
1. 酯类对心包经的调养作用。
2. 倍半萜烯对心包经的平衡、复原作用。
3. 倍半萜酮对心包经的复原作用。

次要作用
1. 单萜烯、单萜酚对心包经的提升作用。
2. 单萜氧化物对心包经的活化作用。
3. 倍半萜醇对心包经的复原作用。

功能

永久花有活血化瘀的特性，可保养冠状动脉，增加心血管系统的循环，加强淋巴排毒，降低胆固醇。

马郁兰对心包经的功效

主要作用
1. 倍半萜烯对心包经的平衡、复原作用。
2. 酯类对心包经的调养作用。
3. 醚类对心包经的稳定作用。

次要作用

单萜烯对心包经的提升作用。

功能

马郁兰可提升副交感神经系统，具有镇定、放松功能，用于降血压，缓解失眠、情绪紧张、焦虑、疲劳、颈椎僵硬疲劳、紧张型头痛、神经痛等症状。
马郁兰具有扩张动脉的特性，可以降低血压、减轻心脏负担，并促进皮下微血管扩张，增强局部血液循环，代谢堆积在肌肉中乳酸及其他有毒物质。

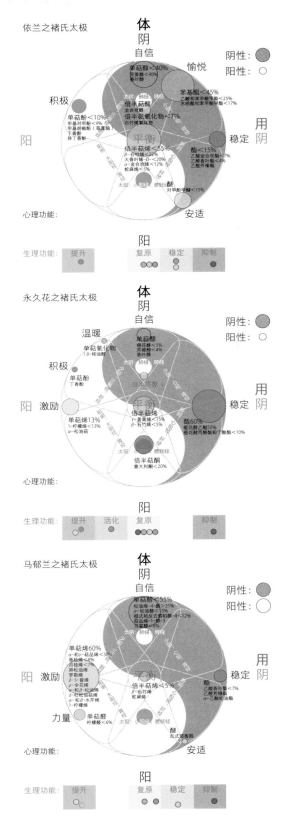

手少阳三焦经

运行时间　晚上9：00～11：00（亥时）

手少阳三焦经属于阳经，运行时间是晚上九时至十一时（亥时），三焦经掌管人体诸气，是人体气血运行的要道，也是六腑中最大的脏腑，这时候应该准备睡觉，因此最好在晚上十一时前入睡。

人在亥时睡眠，百脉可休养生息，对身体十分有益。三焦经也与水液运行有关，这个时段不宜多喝水，容易造成水液滞留；人体应处于休息状态，入眠时注意睡姿、枕头高度，以维持体内血液循环畅通。

对应与联结
· 表里经络：手厥阴心包经
· 相关组织系统：淋巴系统

重要穴位与对应症状
· 外关：头痛、耳鸣、耳聋、目赤肿痛
· 翳风：颊肿、耳聋、颜面神经麻痹
· 支沟：便秘特效穴

循行方向
三焦经起于无名指尖外端，并向上沿手背循行，经过腕部、手臂及肩膀处，并于肩膀处分为两支脉。其一支脉进入胸部，经过心包横膈膜，并联系上焦、中焦及下焦（三焦），另一支脉则向上循行于颈的侧部，绕过耳部及面部，最后达于眼眉外侧，与胆经相接。

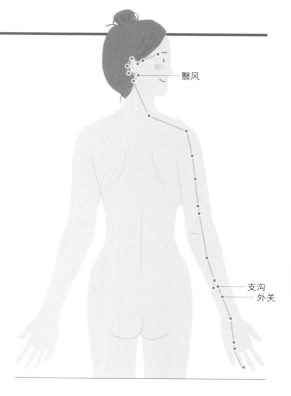

翳风

支沟
外关

相关病症
1. 循经部位的失调会出现头部颞侧痛、喉咙痛、脸颊痛、耳后痛、眼睛痛、肩颈疼痛、手肘外侧疼痛、颜面神经麻痹、三叉神经痛等。
2. 三焦经失调与神志病、热病有关。
3. 三焦经失调会引起腹胀、耳聋、耳鸣、水肿、尿床、排尿不顺等。

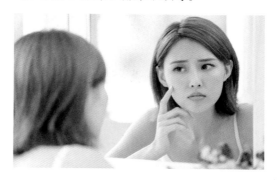

入三焦经精油

薄荷、乳香、没药、豆蔻、永久花、茉莉、依兰、罗马洋甘菊、丝柏、薰衣草、罗勒、迷迭香、甜茴香、百里香、姜黄、黑胡椒、桂皮、肉桂、丁香、牛至、尤加利、蓝艾菊、粉红胡椒、西洋蓍草

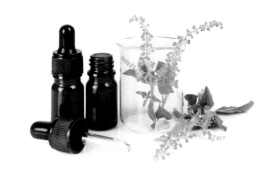

🌿 罗勒对三焦经的功效

主要作用

1. 酚类、单萜烯对三焦经的提升作用。
2. 单萜氧化物对三焦经的活化作用。
3. 倍半萜烯对三焦经的平衡、复原作用。

次要作用

1. 醚类对三焦经的稳定作用。
2. 酯类对三焦经的舒缓作用。

功能

罗勒具有行气止痛、抗痉挛、消胀、利尿的作用。

🌿 姜黄对三焦经的功效

主要作用

1. 单萜氧化物对三焦经的活化作用。
2. 倍半萜烯对三焦经的平衡、复原作用。
3. 单萜烯对三焦经的提升作用。

次要作用

倍半萜酮对三焦经的复原作用。

功能

姜黄行气、温中消胀、利胆，性质辛温行散，用于寒凝气滞血瘀的症状，能散三焦的火。

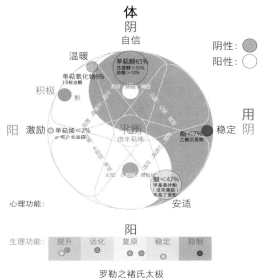

罗勒之褚氏太极

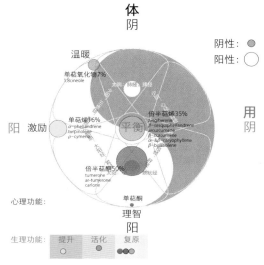

姜黄之褚氏太极

足少阳胆经

运行时间　晚上11：00～凌晨1：00（子时）

　　足少阳胆经属于阳经，运行时间是晚上十一时至凌晨一时（子时），气血流至胆经，是胆汁运作和骨髓造血的时间。此时段是身体休息及修复的重要时刻，应该处于熟睡状态。此时不宜熬夜，否则会致胆火上逆，日久容易导致自主神经失调，引发失眠、头痛、抑郁等多种症状。不宜吃夜宵，容易影响睡眠。

对应与联结
· 表里经络：足厥阴肝经
· 相关组织系统：胆囊、胆管、神经系统

重要穴位与对应症状
· 风池：感冒、头痛、落枕、失眠、癫痫
· 环跳：风湿痹痛、坐骨神经痛、腰痛
· 阳陵泉：筋骨病、胁肋疼痛、口苦、呕吐

循行方向
　　从外眼角开始（瞳子髎），上行到额角（颔厌、悬颅、悬厘、曲鬓；会头维、和髎、角孙），下耳后（率谷、天冲、浮白、头窍阴、完骨、本神、阳白、头临泣、目窗、正营、承灵、脑空、风池），沿颈旁，行手少阳三焦经（经天容），至肩上退后，交出手少阳三焦经之后（会大椎，经肩井，会秉风），进入缺盆（锁骨上窝）。

　　另一支脉从眼外角分出，下行到大迎与三焦经的支脉相合，到达眼下，经过下颌角、颈部与主干在锁骨会合，贯穿膈肌，联络肝，沿着胁肋出腹股沟，再向

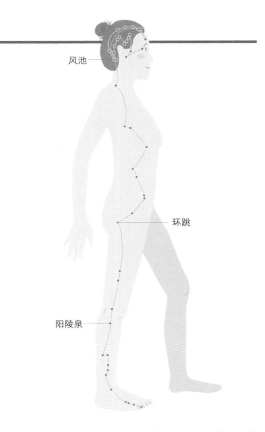

风池

环跳

阳陵泉

下沿大腿外侧膝关节外缘走，到足外踝前方，沿着足背，至足第四趾末端。

相关病症
　　1. 本经穴位主治头部颞侧、偏头痛（颞侧、太阳头痛）、身体侧边、眼疾、耳鸣耳聋、神经痛、循经部位的疼痛如腋下、胸胁、臀部、下肢外侧部疼痛等。

　　2. 神经精神疾病、热病、失眠、中风、眩晕等。

　　3. 胆囊炎、胆结石、口苦、消化不良、腹胀、水肿等；胆经失常会有消化系统的问题，例如食欲减退，腹胀、口苦等。

　　4. 恶寒、发热、下颌痛、眼外角痛、胸痛、肋间肌疼痛、颜面神经麻痹、腋下肿胀、腰痛等症状。

入胆经精油

迷迭香、薄荷、乳香、没药、豆蔻、永久花、茉莉、罗马洋甘菊、丝柏、罗勒、甜茴香、百里香、黑胡椒、桂皮、肉桂、丁香、牛至、野橘、葡萄柚、姜黄、西洋蓍草

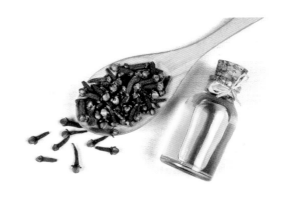

🌿 迷迭香对胆经的功效

主要作用

1．单萜氧化物对胆经的活化作用。
2．倍半萜烯对胆经的平衡、复原作用。
3．单萜烯对胆经的提升作用。
4．倍半萜氧化物对胆经的复原作用。

次要作用

酯类对胆经的舒缓作用。

功能

迷迭香利肝健胆，可用于肝硬化、肝脏发炎、肝脏充血、病毒性肝炎、胆囊炎、胆囊阻塞、胆结石等，改善消化不良、胀气和胃痛。

🌿 丁香对胆经的功效

主要作用

1．酚类对胆经的提升作用。
2．倍半萜烯对胆经的平衡、复原作用。
3．倍半萜氧化物对胆经的复原作用。
4．单萜烯对胆经的提升作用。

功能

丁香作用于消化系统，具有抗痉挛作用，用于胃寒呕逆、胆囊炎、胃胀打嗝、腹泻、肠痉挛、恶心呕吐、口臭、疝气、腹痛等。

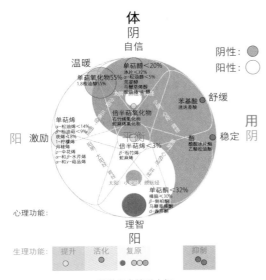

迷迭香之褚氏太极

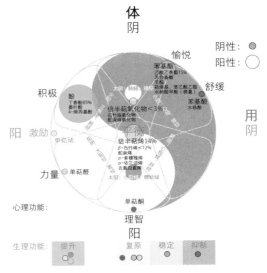

丁香之褚氏太极

足厥阴肝经

运行时间　凌晨1:00~3:00（丑时）

足厥阴肝经是属于阴经，运行时间是凌晨一时至三时（丑时），气血流至肝经，是肝脏修复的时间。肝脏制造及调节全身血液并运行至全身，调和气血，负责人体解毒和排毒的工作。中医认为"人卧则血归于肝"，丑时前未入睡，熬夜的人易患肝病，精神倦怠容易烦躁，所以千万不要熬夜，会阻碍肝经之运转功能。此外，情绪易怒以及郁结也常由肝经来承受，所以情志不舒的人要特别疏通肝经经络。

对应与联结

· 表里经络：足少阳胆经
· 相关组织系统：肝脏、眼睛、外阴、神经系统、筋脉
· 对应脏腑：肝
· 对应五官：目
· 对应形体：筋
· 损伤情志：怒
· 外感淫邪：风

重要穴位与对应症状

· 期门：调节情绪、肝病
· 太冲：平肝火、舒缓心情、降血压、预防感冒

循行方向

起于足大趾上毫毛部（大敦），经内踝前向上至内踝上8寸处交出于足太阴脾经之后，上行沿股内侧，进入阴毛中，绕阴器，上达小腹，挟胃旁，属肝络胆，过膈，分布于胁肋，沿喉咙后部，向上入鼻咽部，连接

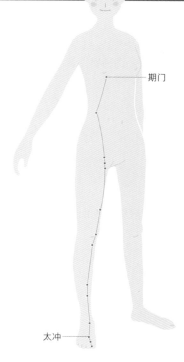

期门

太冲

于目系，上出于前额，与督脉会合于巅顶。

相关病症

1. 本经穴位主治肝病（肝炎、肝硬化、腹胀）、妇科、前阴病以及经络循行部位的其他病症。

2. 肝经异常，全身气的疏泄都会失调，主要表现为胸胁痛、肋间肌疼痛、乳房胀痛或肿瘤、疝气，少腹胀痛、乳房胀等。

3. 肝经影响血的运行，因此肝经失调，会引起月经不调、痛经、闭经、月经减少、头晕或是手脚麻的现象。

4. 肝经失调会造成膝关节疼痛、腰痛、大腿内侧疼痛、尿床或排尿不畅、下腹胀、疝气、腹泻、胸闷满、呕吐等。

5. 肝经失调会引起高血压、神经精神疾病如燥郁、抑郁、易怒等症状。

入肝经精油

罗马洋甘菊、依兰、柠檬、佛手柑、薄荷、天竺葵、乳香、永久花、玫瑰、茉莉、薰衣草、快乐鼠尾草、罗勒、甜茴香、苦橙叶、姜黄

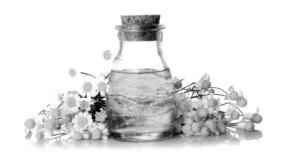

🌿 罗马洋甘菊对肝经的功效

主要作用
1．酯类对肝经的舒缓作用。
2．倍半萜烯对肝经的平衡、复原作用。

次要作用
1．单萜氧化物对肝经的活化作用。
2．单萜烯对肝经的提升作用。
3．倍半萜醇对肝经的复原作用。

功能
罗马洋甘菊能疏肝理气，平肝火，加强肝脏排毒功能，用于舒缓经前症候群，痛经、乳房痛、更年期症状等。

🌿 永久花对肝经的功效

主要作用
1．酯类对肝经的舒缓作用。
2．倍半萜烯对肝经的平衡、复原作用。
3．倍半萜酮对肝经的复原作用。

次要作用
1．单萜氧化物对肝经的活化作用。
2．单萜酚、单萜烯对肝经的提升作用。
3．倍半萜醇对肝经的复原作用。

功能
永久花作用于肝、胆经，能降肝火、刺激肝细胞再生，促进胰脏功能，用于胆汁分泌异常，肝脏或脾脏充血。

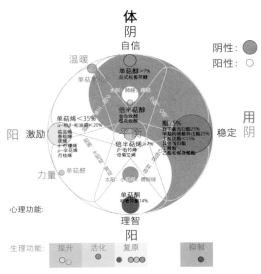

罗马洋甘菊之褚氏太极

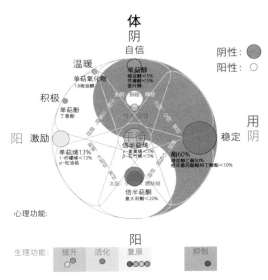

永久花之褚氏太极

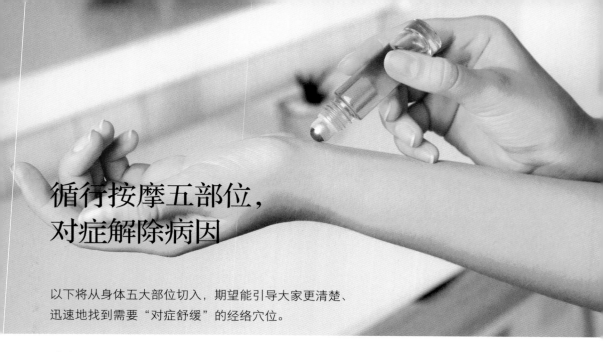

循行按摩五部位，对症解除病因

以下将从身体五大部位切入，期望能引导大家更清楚、迅速地找到需要"对症舒缓"的经络穴位。

头部

　　头部主要经络分别为三焦经、胆经、膀胱经、督脉，各自对应不同的病症。

1. **三焦经**：可沿着三焦经循行加强按摩，加强翳风的点压按摩。

   病症 耳鸣、耳聋、中耳炎、淋巴炎肿大、偏头痛等。

2. **胆经**：可沿着胆经循行加强按摩，加强风池的点压按摩。

   病症 眩晕、偏头痛、耳鸣、耳聋、侧颈痛（落枕）、眼睛胀痛、失眠、三叉神经痛、宿醉、感冒等。

3. **膀胱经**：可沿着膀胱经循行加强按摩，加强天柱的点压按摩。

   病症 鼻过敏、感冒、颈椎酸痛、落枕、后脑头痛、高血压、眩晕、五十肩等。

4. **督脉**：可沿着督脉循行加强按摩，加强百会的点压按摩。

   病症 头顶痛、前额头痛、掉发、失眠、情绪障碍、醒脑开窍、头晕、肩颈酸痛等。

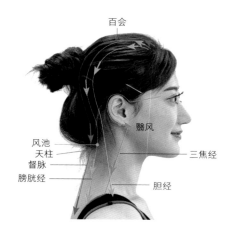

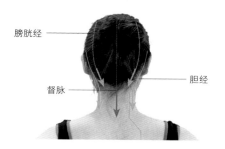

上肢内侧

上肢内侧部位，由外而内的主要经络分别为肺经、心包经、心经，各自对应不同的病症。

1. **肺经**：可沿着肺经循行加强按摩，加强列缺的点压按摩。

   病症 胸闷痛、呼吸不顺、咳嗽、气喘、感冒、呼吸道过敏、咽喉痛、皮肤疾病等。

2. **心包经**：可沿着心包经循行加强按摩，加强内关的点压按摩。

   病症 心血管疾病、心绞痛、心律不齐、休克等。

3. **心经**：可沿着心经循行加强按摩，加强少海的点压按摩。

   病症 心脏病、自主神经失调（如抑郁、焦虑、恐慌、失眠）等。

上肢外侧

上肢外侧部位，由外而内的主要经络分别为小肠经、三焦经、大肠经，各自对应不同的病症。

1. **小肠经**：可沿着小肠经循行加强按摩，加强小海的点压按摩。

   病症 后头部疼痛、肩颈酸痛、眼睛疲劳胀痛、视力退化、发烧等。

2. **三焦经**：可沿着三焦经循行加强按摩，加强外关的点压按摩。

   病症 颞侧头痛、耳鸣、听力退化、中耳炎、结膜炎、咽喉炎、胁肋痛、发烧等。

3. **大肠经**：可沿着大肠经循行加强按摩，加强手三里的点压按摩。

   病症 头面五官疾病（如头痛、三叉神经痛、颜面神经麻痹、眼疾、牙齿痛、鼻塞、流鼻血），以及咽喉炎、甲状腺肿等。

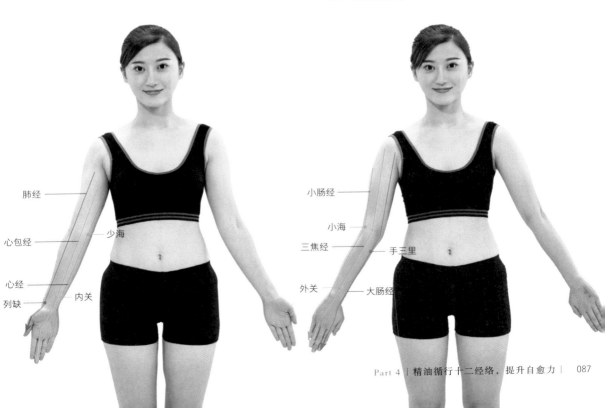

肺经 —
心包经 — ——少海
心经 —
列缺 — ——内关

小肠经 —
 ——小海
三焦经 — ——手三里
外关 — ——大肠经

胸部

胸部主要的经络分别为任脉、肾经、胃经、脾经、肝经，各自对应不同的病症。

1. **任脉**：可沿着任脉循行加强按摩，加强膻中的点压按摩。

   病症 胸腹闷痛、呼吸不顺、乳腺疾患、抑郁焦虑、失眠、肋间肌紧绷等。

2. **肾经**：肾经经过乳房内侧，可沿着肾经循行加强按摩，加强神封的点压按摩。

   病症 能宽胸通乳、胸胁胀痛、调节雌激素等。

3. **胃经**：可沿着胃经循行加强按摩，加强乳中的点压按摩。

   病症 咳嗽、气喘、胸胁胀痛、乳腺炎、丰胸、促进乳汁分泌等。

4. **脾经**：可沿着脾经循行加强按摩，加强周荣的点压按摩。

   病症 乳腺结节、乳腺炎、丰胸、胸胁胀痛、促进乳汁分泌等。

5. **肝经**：可沿着肝经循行加强按摩，加强期门的点压按摩。

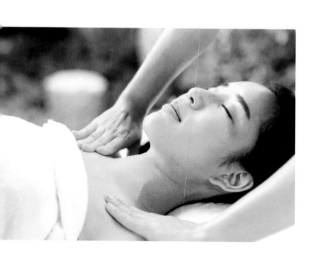

病症 乳房胀痛、乳腺阻塞、胸胁胀痛、胸闷气郁、抑郁愤怒、失眠、肋间肌紧绷等。

腹部

腹部主要的经络分别为任脉、肾经、胃经、脾经、肝经、胆经、带脉，各自对应不同的病症。

1. **任脉**：可沿着任脉循行加强按摩，加强关元的点压按摩。

   病症 上腹部任脉：胃胀、消化不良、恶心呕吐、打嗝、胃酸反流等。

   病症 下腹部任脉：调节女性气血、腹部虚寒、月经不调、子宫疾患、男性性功能障碍（前列腺肥大、阳痿早泄、精子品质低下）、不孕症、白带、便秘、腹泻等。

2. **肾经**：可沿着肾经循行加强按摩，加强气穴的点压按摩。

   病症 调节内分泌功能、月经不调、子宫疾患、男性性功能障碍、不孕症、尿频、膀胱无力、腰痛等。

3. **胃经**：可沿着胃经循行加强按摩，加强天枢的点压按摩。

   病症 胃胀胃痛、消化不良、恶心呕吐、打嗝、胃酸反流、便秘、腹泻、心烦癫狂、肥胖、高血脂、腹部脂肪厚等。

4. **脾经**：可沿着脾经循行加强按摩，加强大横的点压按摩。

   病症 便秘、腹泻、水肿、肥胖、高血糖、高血脂、腹胀、消化不良、恶心呕吐、肥胖、白带、月经过多不止等。

5. **肝经**：可沿着肝经循行加强按摩，加强章门的点压按摩。

病症 疝气、少腹痛、大腿内侧痛、月经不调、阳痿、阴道炎、腰痛、口干口苦、两胁肋处疼痛等。

6. 胆经：可沿着胆经循行加强按摩，加强五枢的点压按摩。

病症 腹胀、腹痛、胆囊炎、黄疸、恶心呕吐、腰臀部酸痛、大腿外侧脂肪厚等。

7. 带脉：可沿着带脉循行加强按摩。此经络如腰带横行于腰腹之间，统束全身直行的经络，状如束带，故称"带脉"。一旦带脉堵塞，就会造成身体多条经络都堵在腰腹处。

病症 腹部肥胖、闭经、月经不调、白带、腹痛、疝气、腰胁痛等。

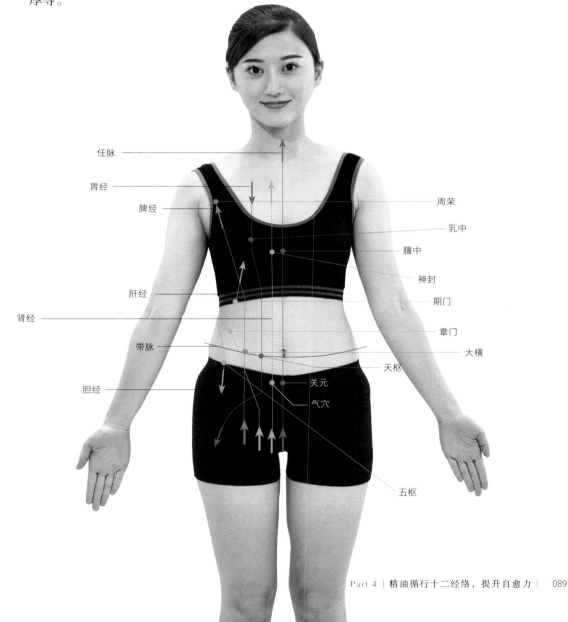

任脉

胃经

脾经

肝经

肾经

带脉

胆经

周荣

乳中

膻中

神封

期门

章门

大横

天枢

关元

气穴

五枢

下肢前侧

下肢前侧部位，由外而内的主要经络分别为胃经、肝经、脾经，各自对应不同的病症。

1. **胃经**：可沿着胃经循行加强按摩，加强足三里的点压按摩。

   病症 以肠胃道及头面五官疾病为主，如胃病、消化不良、肠炎、头痛、眼疾、咽喉炎、牙痛、颜面神经麻痹等。

2. **肝经**：可沿着肝经循行加强按摩，加强太冲的点压按摩。

   病症 以前阴部位、小腹、肝胆及头面疾病为主，如头痛、眩晕、眼疾、月经不调、痛经、癫痫、肝胆疾患、尿道炎、阴道炎、睾丸炎等。

3. **脾经**：可沿着脾经循行加强按摩，加强三阴交的点压按摩。

   病症 便秘、腹泻、消化系统疾患、水肿、肌肉酸痛、月经不调、月经过多、睡眠障碍等。

下肢内侧、后侧、外侧

下肢内侧部位的经络为肾经、下肢后侧部位的经络为膀胱经、下肢外侧部位的经络为胆经，各自对应不同的病症。

1. **肾经**：可沿着肾经循行加强按摩，加强太溪的点压按摩。

   病症 以泌尿系统及生殖系统为主，如水肿、尿潴留、遗尿、遗精、阳痿早泄、腰痛、月经不调，咽喉痛、失眠、眩晕、耳鸣等。

2. **膀胱经**：可沿着膀胱经循行加强按摩，加强承山的点压按摩。

   病症 以腰背部、头、颈、下肢、眼睛为主，如肩颈、腰背酸痛、泌尿道疾患、癫痫、外感等。

3. **胆经**：可沿着胆经循行加强按摩，加强阳陵泉的点压按摩。

   病症 以头、身体侧面为主，如肝胆疾患、发烧、偏头痛、耳鸣、坐骨神经痛、眼疾、胁肋痛、下肢外侧痛等。

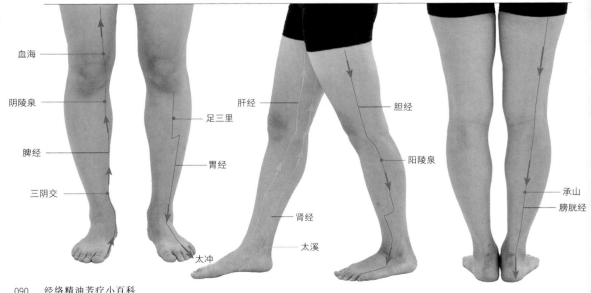

血海
阴陵泉
脾经
三阴交
肝经
足三里
胃经
太冲
肾经
太溪
胆经
阳陵泉
承山
膀胱经

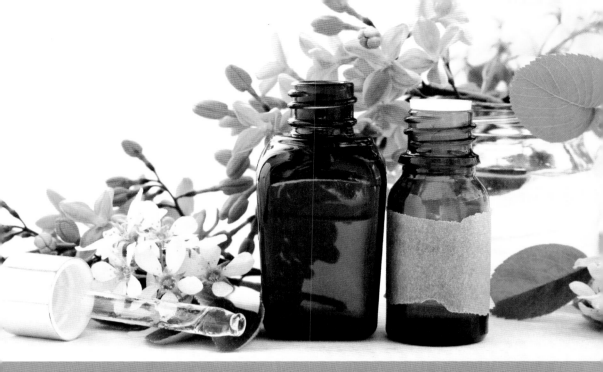

Part 5

48种病症辨证调理，
疗愈身心更健康

这里将针对人体六大生理系统（皮肤、骨骼肌、代谢、自主神经、呼吸道、内分泌）中48种常见病症，详细说明致病因、中医调理原则及建议精油等，读者能从中寻找到最适合自己的疗法，达到改善不适、恢复健康的效果。

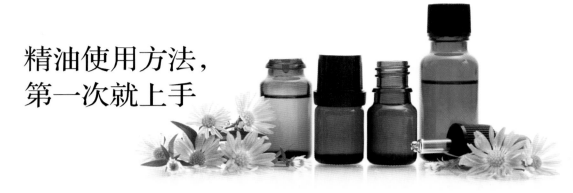

精油使用方法，第一次就上手

认识精油的绝妙好处后，最重要的是"懂得运用"。唯有正确地使用精油，才能使其效果最佳化。

以本人自身多年的临床实证经验，精油能发挥的作用非常多，如行气、止痛、解痉挛、去痰、止咳、平喘、祛风、健胃、解热、抗菌、消炎、镇静等。至于使用方法，主要有三种：嗅吸法、外用法、内服法。以下本人将逐一解释不同的使用方法所产生的疗愈效果，以及各自适用的病症。

嗅吸法

这是一种"通过熏香器、喷雾器等各种介质扩香，或将精油滴在手心后，靠近口鼻嗅吸"的方法，通过鼻子，将精油的芳香分子由鼻黏膜的嗅觉细胞传递进入脑部，进而活化脑部大脑皮质及边缘系统，影响情绪、自主神经、内分泌等，同时也作用在身体的其他系统。

嗅吸法较常用于自主神经系统，包括调整情绪、改善睡眠、提升脑部功能及记忆力等方面，也常用于呼吸系统，包括呼吸道过敏、感冒、咳嗽等症状。

● 熏香法

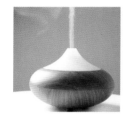

使用方法 取精油1~3种，每一种精油各2~3滴，直接滴到香熏机、水氧机、扩香石等扩香工具中。

适应证及使用频率 空气清新、呼吸道症状、调整情绪、提振精神、改变气氛等。不限次数。

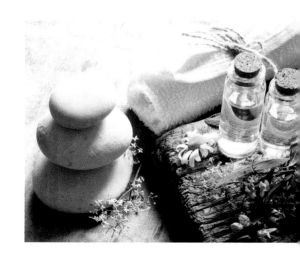

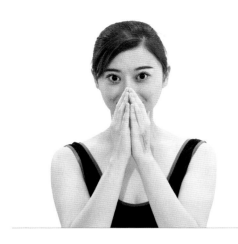

● 双手嗅吸法

使用方法 取精油1～2种，每一种精油各1～2滴，滴在手心混合后，双手并拢罩在鼻前嗅吸，每次呼吸尽量深长，用鼻子深吸、嘴巴深吐，一次做3～6回。

适应证及使用频率 平稳情绪、提振精神、呼吸道症状、头痛、胸闷等。视症状需要即可嗅吸，不限次数。

● 口罩嗅吸法

使用方法 取精油1～2种，每一种精油各1～2滴，滴在口罩内侧嗅吸。

适应证及使用频率 有呼吸道症状、预防传染感冒，或是身处在空气品质差的环境中、精神不济者，都可使用，不限次数。

外用法

所谓外用法，就是将精油以基础油稀释后，涂抹在需要的身体部位。由于精油具有小分子、脂溶性及高渗透性的特性，可快速渗入组织细胞及微循环中发挥作用，因此多运用于皮肤疾病、肌肉酸痛、神经痛、身体舒压按摩、肌肤保养、伤口、刮痧、跌打损伤等，外用精油还可达到局部及整体疗愈的作用。

● 一般外用法

使用方法（精油20滴＝约1毫升）

成人
1. 建议使用精油浓度10%～15%
2. 基础油：精油＝5毫升：（10～15）滴，适用于大面积涂抹或按摩使用

6～12岁儿童
1. 建议使用精油浓度5%～10%
2. 基础油：精油＝5毫升：（5～10）滴

2～5岁婴幼儿
1. 建议使用精油浓度3%～5%
2. 基础油：精油＝5毫升：（3～5）滴

0～2岁新生婴儿
1. 建议使用精油浓度<3%
2. 基础油：精油＝5毫升：（1～3）滴

 褚医生小叮咛 本书建议的稀释倍数及使用剂量仅供参考，因精油品牌及品质的不同而有所差异，必须以安全为首要考量。

使用频率 视症状需要即可外用，使用间隔2～3小时或一天3～4次。

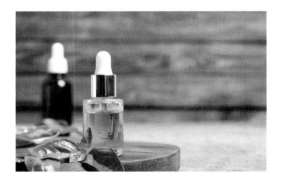

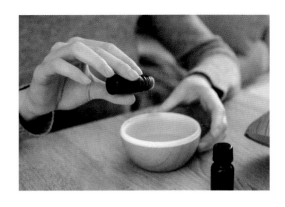

● 刺激性精油外用法

使用方法 褚氏太极中精油的内含成分标示"红色外框"者，为含有较为刺激性成分的精油，例如肉桂、桂皮、丁香、百里香、牛至等；具致敏性的精油，如柠檬草、山鸡椒、绿薄荷、生姜、黑胡椒、尤加利、柠檬草等，一定要用基础油稀释，不可直接使用，建议参考以下剂量使用。

成人

1. 建议使用精油浓度5%～10%
2. 基础油：精油＝5毫升：（5～10）滴

6～12岁儿童

1. 建议使用精油浓度＜5%
2. 基础油：精油＝5毫升：＜5滴

0～5岁婴幼儿

不建议使用刺激性精油

褚医生小叮咛 若皮肤或黏膜不慎接触未经稀释的刺激性精油，尤其是口腔或眼睛的黏膜，会产生刺激性的痛感，请立即用大量的分馏椰子油冲洗局部，以降低其刺激性。

使用频率 视症状需要外用，使用间隔4～5小时或一天1～2次，请勿长期使用。

● 光敏性精油外用法

使用方法 光敏性精油因含有会与紫外线产生光敏反应的天然植物分子，若涂抹后直接暴晒，将会增加肌肤对紫外线的敏感性，甚至会有晒伤的疑虑。

常见的光敏性精油，包含柠檬、莱姆、野橘、葡萄柚、佛手柑等柑橘类精油，若涂抹于皮肤上，12～48小时内要避免长时间暴晒于太阳下。因此，一般建议在晚上使用较佳。尤其是佛手柑精油，其光敏性是最强的，若涂抹于皮肤，则72小时内要避免长时间暴晒于阳光下。

使用频率 与一般外用法相同，但建议尽量夜间使用，使用后避免阳光暴晒。

内服法

内服法主要有两种：其一，将精油滴入口中舌下，大部分会透过口腔黏膜而吸收，少部分由肠胃道黏膜吸收；其二，将精油装在胶囊中吞服，则会经由肠胃道黏膜吸收进入血液循环。内服法常被运用于消化系统、全身慢性疾病调理、平衡免疫系统及外感症状、加强解毒及代谢功能、营养补充或口腔内不适症状等。

不过，内服法受到的限制较多。以精油来说，需符合美国食品和药物管理局（FDA）或具有气相色谱-质谱（GC-MS）检测报告，而本书建议可内服的精油仅供参考，事实上，精油的品质等级常因品牌而异，若读者无法确认精油的内服安全性，则不建议采用内服法。

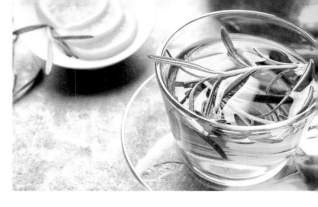

● 一般内服法

使用方法

　　1. 取精油1~3种，每一种精油各1~2滴，装在空胶囊中内服。

　　2. 取精油1种，1~2滴，直接滴入口中或舌下吞服。

使用频率　一天内服1~2次，服用间隔6小时；6岁以下婴幼儿、慢性病患者及孕妇，不建议使用内服法。

● 刺激性精油内服法

使用方法　若为热性、寒性或刺激性精油如肉桂、丁香、牛至、百里香、薄荷等，取精油1~2种，每一种精油各1滴，装在空胶囊中内服。建议可按1：4（精油：食品级植物油）的比例，滴到胶囊中内服。

使用频率　一天内服1~2次，服用间隔6小时；6岁以下婴幼儿、慢性病患者及孕妇，不建议使用内服法。

● 柑橘类精油内服法

使用方法　柑橘类精油可直接滴在水中饮用。先取精油1~2滴，滴入玻璃或陶瓷杯中，再加开水，一同服下。每100毫升开水可加入1~2滴精油。

使用频率　1次1~2滴，间隔4~6小时；一天内服总量小于6~8滴。

精油使用注意事项

　　1. 使用精油内服法，必须在专业人员的指导下，方可使用。

　　2. 若是孕妇、儿童，以及有慢性病史、长期服用西药的患者，需经过专业医生评估，再使用内服法。

　　3. 精油品牌众多，而精油使用剂量及方式可能因品牌而异，在芳疗领域也没有明确的共识，某些品牌的精油不具内服安全等级。因此，以上建议的精油浓度及使用方法均以安全为前提，仅供参考。

　　4. 若由专业人员指导，且于安全无虞的前提下，方可适当地提升精油浓度及使用频率，以获得最佳功效。

> **长期服西药、慢性病患者的精油使用法**
> 建议以外用法及嗅吸法为主。使用以上两种方法，不需与西药间隔使用。未经专业医疗人员建议，不建议使用内服法，避免引起精油与药物的相互作用。

> **稀释精油，并不会减弱效果**
> 有人担心，若稀释精油，会降低其功效。事实上，精油具有亲脂性，容易被肌肤所吸收，通过基础油来稀释精油，有助于精油停留在组织上，延长其作用的时间，以及帮助精油在皮肤的延展；特别是刺激性精油，一定要稀释使用，避免刺激皮肤。在安全、有效的范围内稀释使用，更能加速精油的吸收渗透。

认识基础油

基础油主要功能

基础油是用于与精油混合的介质，其主要功能如下：
1. 稀释精油，降低精油对皮肤的刺激性。
2. 提高皮肤对精油的吸收度、帮助按摩推展。
3. 延长精油与皮肤作用的时间。
4. 滋润皮肤。

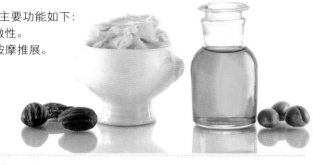

常见基础油

1. 分馏椰子油

分馏椰子油内含许多短链、富含完全饱和的无双键甘油三酯。经过天然物理分离程序分馏的椰子油对于微温和高温的耐受性极佳，也不容易变质，保存期长；触感不黏腻且轻盈、无色无味，不会发生植物油常见易酸臭的状况，并且与任何精油皆能调和。

另外，由于椰子油的分子小，因此较易从皮肤层渗透，进而产生软化及滋润作用，也有助于预防过敏反应。

〔特质〕分子小、好吸收，油质稳定、易保存，适合各种肤质。

2. 甜杏仁油

这是由坚果中提炼出来的植物油，质地温和轻柔、延展性良好；亲肤性佳，适合各种肤质，特别是干燥肌肤。

〔特质〕中度油感，质感较稠，不会迅速被吸收，适合按摩用。

3. 扁桃仁油

容易被吸收，适合干燥及敏感肤质，具备滋润皮肤及止痒功能。

〔特质〕与甜杏仁油相似，但效用优于甜杏仁油，价格也较高。

4. 荷荷芭油

荷荷芭油与人体分泌的油脂很相近，皮肤容易吸收；其延展性佳，适用于油性肌肤，如痤疮、湿疹、过敏肌肤、老化肌肤、头发等。

〔特质〕轻度油感，可单独或混合其他油使用，适合中至油性肤质，也可使用于脸部。

5. 月见草油

这是由月见草籽所提炼出来的植物油，可舒缓湿疹、干癣，以及预防老化、干燥性肌肤等问题。若内服月见草油，可以改善月经与更年期的不适状况。

〔特质〕中厚度油感，可按摩使用或内服，适合与其他植物油或乳液一起调和使用，有助于改善干燥脱屑的皮肤。

对症速查的阅读诀窍

精油的建议使用方式
主要分为：嗅吸、外用、内服。
透过深浅底色的图像设计，让读
者一眼就能了解此症状的最佳精
油使用方式。

症状名称

症状类型的标示
- 皮肤
- 骨骼肌肉
- 代谢症候群
- 自主神经失调
- 呼吸道
- 内分泌

皮肤皲裂

[嗅吸] [外用] [内服]

容易皮肤干裂，代表体内阴液不足，皮肤、黏膜变得干燥。最常见的类型有因为作息不正常、晚睡、睡眠不足的人；或摄取水分少少；或喜食太甜、烤、炸、辛辣、过补、偏食的人，以及情绪焦虑紧张、急躁易怒的人，这些类型的人容易产生阴虚体质。

由于阴虚体质会导致体内阴液不足，不只皮肤干燥皲裂，还会伴随干眼症、口干舌燥、阴道干涩，甚至连肠胃道都不够滋润而易产生便秘。以中医的角度来看，可以使用滋养阴液的精油。

 褚医生建议

肌肤易干裂的人，多数为阴虚体质，除了要采取滋养阴液的中药调理外，要特别注意睡眠与水分的充足。喝水要采少量多次，每隔10～20分钟喝几口为佳，因为身体需要稳定的水量带动循环来解毒；但不能大量灌水，以免造成胃肠道无法完全代谢，产生水湿、淋巴液过多的状况。此外，正常人需要大量补充水分的时间，主要在白天活动时，若晚上过多喝水，反而会造成水湿体质。

实际案例

一位上班族女生，她长期睡眠不足，口干舌燥又不喜欢喝水，导致体质燥热，她的皮肤、嘴唇都很干燥甚至脱皮，因长期足部干燥，冬天更会皲裂脱皮，一走路就会非常痛，不管抹什么乳霜、药膏还是会皲裂，

甚至出血，于是，我教她制作滋养型精油乳霜。使用的精油包含没药、天竺葵及雪松，再搭配椰子油、乳木果油，就能制成具有保湿、修复、润滑功能，同时还有活血化瘀、增强足部循环的作用的乳霜。若在冬季，还可添加一些生姜精油，有助于活络足部气血，避免下肢冰冷，也能改善局部干燥肌肤血液循环不良的状况。

辨证适用精油

滋阴保湿：没药、檀香木、天竺葵、玫瑰、茉莉、罗马洋甘菊、橙花、若兰草等。

用法

1. 以上的精油选择1～3种，参考一般外用法，以无香乳液或椰子油调和使用。
2. 将稀释过后的精油涂抹在患处，建议一天2～3次。
3. 脚跟皮肤问题特别严重的人，可在涂抹过精油乳液后穿袜子睡觉。

> 自制 "保湿护肤乳"
> - 乳木果油10毫升
> - 荷荷巴油（或椰子油）10毫升
> - 没药精油6滴、天竺葵精油10滴、雪松精油10滴
> 将乳木果油隔水加热，加入荷荷巴油均匀搅拌；再加入精油，冷却静置，待凝固后即可使用。

症状介绍
说明导致此症状的原因、表现在内外的特征，以及体质等。

实际案例
褚医生分享临床案例，以及说明相关诊疗建议。

辨证适用精油与用法
适合此症状的精油建议，以及搭配运用的方法。

延伸资讯
针对此症状，给予相关补充资讯，如自制保湿用品、加强穴位按摩、其他注意事项等。

褚医生建议
针对此症状患者的体质状态，提供进一步的生活建议。

皮肤病症的调理

Skin & Allergy Care

将精油外用于皮肤，具有消炎、抗过敏、发汗、保湿、修复、舒缓等功能，所以非常适合运用在皮肤及过敏等各种症状上。建议外用前，先进行皮肤测试，并且必须将精油稀释至适当的浓度；此外，注意避免接触到眼睛，刺激性的精油也不可接触到较为敏感的部位。

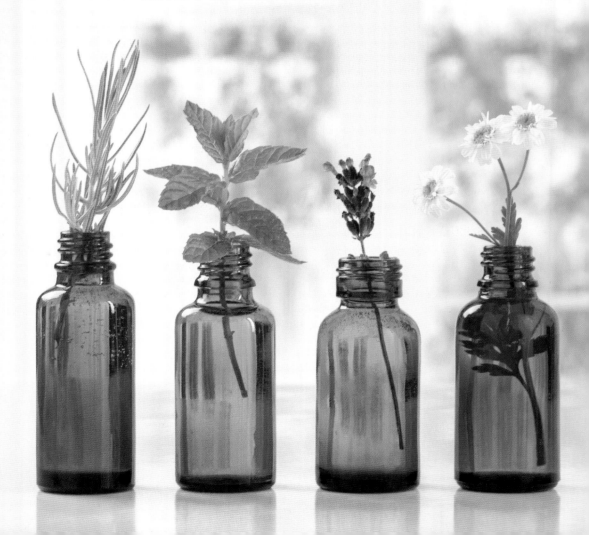

湿疹

湿疹是发生率很高的皮肤炎症，皮肤会发红、瘙痒，出现红色丘疹等，有时会起水泡、裂开或出血，举凡汗疱疹、皮肤发炎红肿、组织液渗出、脱屑等症状，都属于湿疹。

中医分析其病因有二：一是体内湿气较重、身体热，属湿热体质型的湿疹，通常会先起水泡；二是偏血热型体质者，会出红疹、痒度较高，皮肤会发热发红。有些人容易在大热天、太阳下或高温工作环境中起湿疹，或是因为喝酒、吃补品而发作。

以中医植物精油疗法的观点，改善湿疹的第一步要先退热，可使用凉性的精油；第二步要加强体内代谢循环、排出湿气，因此可使用利水化湿的精油调理；第三步即要活血，促进血液循环。

 褚医生建议

湿疹的病因多在肠胃，湿热之毒累积在肠胃道中，导致体内的水汽、毒素无法排出，就在皮肤出现水泡及组织液。因此，我建议由多运动来排汗。运动前，可以先用乳香、薄荷、葡萄柚等精油稀释涂抹于颈后与四肢，增强体内活血及散热的能力；运动后，多喝柠檬精油水。

此外，睡眠要充足、饮食要均衡。有些人爱喝酒、吃甜腻的东西，一旦湿疹发作，症状易加重而更痒；因此，必须禁食"发物"，如羊肉、鹅肉、海鲜、油菜、茄子、竹笋、面包、饼干、蛋糕、含糖饮料等，避免一再刺激，使免疫过度反应，引起湿疹发作。

 实际案例

有一位30岁的型男美发设计师，因为工作需长期帮客人洗头、烫染，双手掌及手指患了极为严重的汗疱疹，有时候出现水泡、脱屑，又痒又痛，严重影响工作，因此有一段时间都需戴着手套工作。然而，汗疱疹症状日益严重，只好暂时停工休养。某天来到我的门诊，我给予补气、清热利湿及活血的中药调理，并建议他每天使用茶树、没药、穗甘松、广藿香等精油，稀释后涂抹双手，每隔4小时涂抹一次。慢慢地水泡消失转为脱屑，患处红肿痒也减轻许多，手部皮肤渐渐恢复正常。

辨证适用精油

散热止痒：薄荷、茶树、尤加利、罗马洋甘菊、摩洛哥蓝艾菊、绿薄荷。

利水化湿：葡萄柚、柠檬、广藿香、丝柏、天竺葵、杜松。

类抗组织胺：薰衣草、穗甘松、麦卢卡、蓝艾菊。

活血：乳香、没药。

脱屑：雪松、檀香。

用法

1. 发炎期，可使用"散热止痒"加"类抗组织胺"精油，请参考一般外用法；若痒得很厉害，每隔3～4小时可涂抹一次在患处。

2. 平时护理时，可使用"利水化湿"加"活血"或"脱屑"精油，请参考一般外用法，一天涂抹1～2次。

青春痘（痤疮）

嗅吸　外用　内服

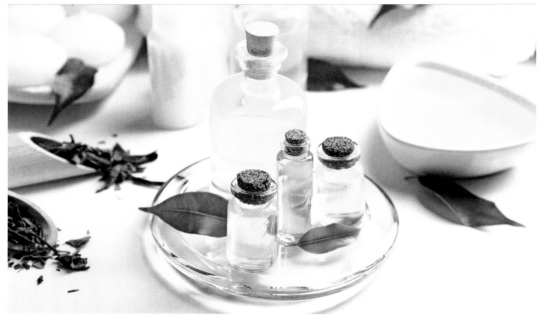

　　青春痘未必只发生在青少年身上，事实上，不论哪个年龄层都有可能长青春痘，长的部位多半在脸部及背部、前胸。因为体质湿热、皮脂腺过度分泌，毛孔容易阻塞油脂，而产生粉刺、痤疮，甚至造成红肿溃烂。

　　在中医观点上，痤疮称为"肺风粉刺"，多由于"湿热""血热"造成，因为体内湿热散发不出去而形成"内毒"，脾胃环境蕴藏很多毒素，通过血液循环运送到全身各处；因为脸部及后背的毛孔属于较细致的部分，热毒运行到这些部位时，会更容易阻塞，而产生痤疮。

　　肺热及脾胃蕴热是最常见的青春痘产生原因，症状包括：颜面皮肤油腻、脸红、皮肤暗沉、痤疮红肿化脓，同时可能还有便秘、舌苔厚腻等问题。至于脾肺气虚者，则会有面色白、皮肤干燥、粉刺深陷难出等情况。

辨证适用精油

肺热、脾胃蕴热：茶树、尤加利、蓝艾菊、薰衣草、广藿香、雪松、古巴香脂。
脾肺气虚：玫瑰、天竺葵。

用法

1. 请参考一般外用法。
2. 可于清洁脸部后直接涂抹在患处，建议每天使用2～3次。

有一位48岁女性，下巴、脖子、背部大量长痤疮，痤疮属于大颗、内包脓液，兼有口干舌燥、月经不调、便秘、睡眠障碍等症状。

经过诊断，此女是因为激素衰退、自主神经失调，同时饮食不忌口，导致湿热之毒堆积阻塞在毛囊而引起痤疮。

我建议她用3种方法使用精油：

1. 调整饮食习惯，多喝水。一天3次喝柠檬精油水（请参考柑橘类精油内服法），清肝热、解肠胃毒；使用薄荷、甜茴香、罗勒等精油（请参考一般外用法）每天揉腹部，促进排便，每日保持大便通畅。

2. 使用安神类精油，调整情绪。白天使用薄荷、野橘；晚上使用薰衣草、快乐鼠尾草、苦橙叶等精油（请参考双手嗅吸法以及一般外用法）安神舒肝，平衡情绪。

3. 局部患处使用，建议将茶树、尤加利、广藿香等精油稀释，涂抹患处（请参考一般外用法）。

褚医生建议

现代人压力大，常熬夜、心情浮躁、容易生气，中医常说"气郁化火"，长期累积在体内的毒素，很容易就在脸、下巴，甚至后背长出青春痘；而体质偏向"痰湿""气滞血瘀"的人，面肤反复长痤疮，造成毛囊化脓、皮肤暗沉，残留痘疤。

想避免粉刺、痤疮形成，一定要从调整作息及饮食忌口做起，平时避免吃可能在体内累积毒素的食物，如烤炸、甜腻、辛辣食物等，不要用饮料代替白开水。平时除了尽量放松心情，疏肝理气之外，还可通过运动代谢体内毒素。同时，褚氏太极中入脾胃，有助于利湿健脾的精油，如胡荽、薄荷等，也可通过嗅吸、按摩等方式帮助消除脾胃的热毒。

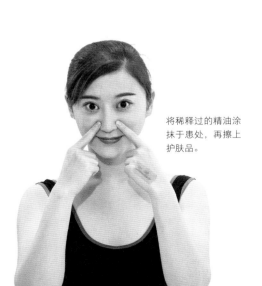

将稀释过的精油涂抹于患处，再擦上护肤品。

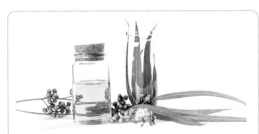

茶树和尤加利精油都有清肺热的功效，前者对红肿发炎有效，后者可抑制皮脂分泌。脓疱多者，可选用广藿香精油；若为油性肌肤的毛孔堵塞，可用雪松精油；若有干性粉刺，则推荐使用天竺葵精油。

荨麻疹，中医称之为"风疹"或"瘾疹"，是一种来得快、去得也快的瘙痒性皮肤病，可以发生在任何年龄层。症状为皮肤表面突然呈现片状或块状突起，发疹处会感觉又热又痒，通常晚上会更明显。当体内的免疫系统被过敏物质刺激，如吃到或接触到特定过敏原，血管会扩张，组织液渗透加上局部发炎，就会产生荨麻疹。急性荨麻疹发病较急，常见于嘴唇、眼皮和手脚掌，但若不幸产生于喉咙，可能会出现呼吸困难，严重时甚至可危及生命。

中医植物精油疗法可依病因去治疗，利用疏风清热、活血凉血的方法缓解症状。清热方面可用薄荷、茶树、薰衣草等精油，疏风方面可用尤加利、蓝艾菊、穗甘松精油，另外再加一点利湿类精油，如麦卢卡、柠檬等精油，帮助肿块消退；凉血活血方面可用乳香、永久花精油。

如果风疹块持续瘙痒发作超过6星期，就称为"慢性荨麻疹"，症状可能持续数月或数年，有些人几乎每年就发作一次。

 褚医生建议

西医认为慢性荨麻疹是过敏症，但中医观点认为慢性荨麻疹是因为体质偏差，受到外邪、饮食不节以及情绪起伏过大等原因造成，导致气血失调。须整体调整体质，才能缓解此症。

实际案例

一位高中女生，在一次吃螃蟹后急性荨麻疹发作，接下来1～2个月，就算没接触到过敏原，也常出现荨麻疹，例如每天洗完澡或身体热一点就会发作。因此，她接受西药抗组织胺的治疗，持续2～3个月。她妈妈发现只要她没吃西药，就会发作，无法治本，所以带到我的门诊。经询问，得知女生非常不爱喝水，喜欢吃巧克力、饼干甜食，易便秘，也有口臭，研判体内阴液不足、血热体质，因此以滋阴清热、凉血为改善方向；建议她每天使用薰衣草、麦卢卡、穗甘松精油，稀释后涂抹患处，多喝柑橘类精油水；更重要的是，需调整喝水及饮食习惯，保持每天排便的通畅。

辨证适用精油

天然抗组织胺（抗过敏）：薰衣草、穗甘松、麦卢卡、德国洋甘菊、茶树、摩洛哥蓝艾菊、檀香、西洋蓍草等。

活血：乳香、檀香、永久花、古巴香脂等。

疏风清热：罗马洋甘菊、摩洛哥蓝艾菊、尤加利、穗甘松、薄荷、茶树等。

用法

1. 适用精油可交替使用，请参考一般外用法；若发作得很厉害，每隔3～4小时可抹一次。
2. 建议加大涂抹范围，如发作在四肢，建议四肢皮肤都要均匀地涂抹到。

牛皮癣

嗅吸　**外用**　内服

牛皮癣，俗称干癣，特征是从头皮、手肘、膝盖等部位的皮肤出现鳞屑状红斑。此类皮肤问题源自免疫力失调，在台湾地区很常见，但病因很复杂且病程很长，容易反复发作，且不容易治愈，是一种慢性炎症性皮肤病。

在中医观点上，牛皮癣因病程日久，所以病因体质复杂，而较为难治。可能因体内气血不足、毒素过多，造成免疫力失衡，风燥风热蓄积在体内，日久血液功能异常，就会产生干癣。血热型的皮癣发作较严重，鳞屑较多，也较痒，常伴随心烦、口渴、便秘等症状；血燥型的皮癣干燥脱屑、皮肤增厚、皮色暗红，伴随口干舌燥、便秘等症状。

 褚医生建议

中医认为牛皮癣的形成，多由于外邪侵袭，气血不通、阴血亏虚，日久血热入络，加上气滞血瘀，产生慢性的牛皮癣。病因复杂且病程累积日久，治疗上要有耐心，生活习惯及七情也要调适，才能得到好的疗效。

实际案例

有一位40岁的护士长期上大夜班，她的脸部、颈部长满牛皮癣，呈现暗红色，皮肤瘙痒粗糙脱屑。到我的诊所看病前，长期服用抗组织胺及类固醇，仍反复发作。她属于阴虚血燥体质，因工作常值大夜班，作息不正常且几乎没时间喝水，导致阴虚血热体质日益加重。

除了以中药调理体质外，我也建议她使用精油。由于她血热很盛，所以我让她从低剂量开始，并避开温热性精油，多用滋阴性精油。建议罗马洋甘菊、麦卢卡、薄荷椰子油，稀释至5%以下。一经使用就能止痒，因皮肤发痒而半夜醒来的频率也开始降低；几周后，干癣患处范围渐渐缩小；3个月后，皮肤渐渐恢复正常，且可正常排汗。

辨证适用精油

血热型：永久花、穗甘松、蓝艾菊、麦卢卡、天竺葵、罗马洋甘菊、茶树、薄荷。

血燥型：雪松、古巴香脂、没药、檀香、岩兰草。

用法

1. 发炎期，可使用"血热型"精油选择1～3种，依一般外用法，一天至少2～3次。若痒得很厉害，每隔3～4小时就可抹一次。
2. 缓解期护理，可使用"血燥型"精油，依一般外用法，一天1～2次，大范围涂抹患处。

一般伤口

当皮肤组织受伤，局部组织会引发细胞、血管新生，发炎、重塑的反应。受伤初期伤口处会有红、肿、热、痛的炎症反应，此时，应使用"抗发炎"精油；发炎期后伤口会渐渐愈合，此时要使用促进细胞复原的精油，使伤口顺利愈合。而精油的"抗发炎"以及"抗氧化"作用，是促进伤口愈合的关键。

辨证适用精油

抗发炎精油：西洋蓍草、薰衣草、茶树、摩洛哥蓝艾菊、德国洋甘菊、穗甘松等。

促进愈合：没药、乳香、古巴香脂、永久花等。

止血：西洋蓍草、永久花、丝柏。

抗氧化：茶树、尤加利、迷迭香。

用法

可参考一般外用法，一天2～3次涂抹于患处。

 # 糖尿病伤口

糖尿病是一种代谢性疾病，特征是患者的血糖长期高于标准值。高血糖会造成俗称"三多一少"的症状：多食、多饮、多尿及体重下降。糖尿病患者自体免疫功能都比较差，神经知觉也会随着病程加重而降低；其末梢血管病变及神经的退化，导致脚趾或下肢的伤口非常不容易愈合，若伤口受到细菌感染，严重者会变成蜂窝性组织炎，建议可使用含醇类较高的精油如薰衣草精油消炎抗菌。

此外，在中医观点里，我会使用乳香加没药，它们在传统中医多使用在外科，也就是用于痈疮肿毒、跌打损伤、活血化瘀等。乳香行气化瘀、没药化瘀生肌，共同使用可增强抗菌、修复伤口的效果。

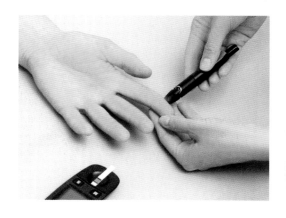

辨证适用精油

伤口消炎：薰衣草、茶树、玫瑰、天竺葵、西洋蓍草等。

活血化瘀，促进伤口愈合：乳香、没药、古巴香脂。

用法

参考一般外用法，一天至少2～3次涂抹于患处。

有位女性患者的爸爸是多年的糖尿病患者，有次不小心跌倒而使脚踝受伤，原本只是小伤口，之后却越来越深，外观是个不大的开口，但皮下却是往内凹的大洞。但因为老人家隐忍不讲，直到细菌感染而发高烧，才发现原来的伤口已经溃烂，向内侵蚀，转变成蜂窝性组织炎，最后只好开刀做清疮手术，变成一个非常大的开放性伤口。

这位女儿每天都带爸爸到医院换药，但伤口愈合得很慢，恢复不佳，患者身体很虚，又要持续吃抗生素及消炎药，除了伤口疼痛外，每天都感觉身体很不舒服。女儿求助于我，我建议她在每次换药前，先在伤口滴入乳香加没药精油；使用精油期间，每天都可见伤口持续填补修复，大约一星期，伤口就逐渐填平，两个星期后就痊愈。

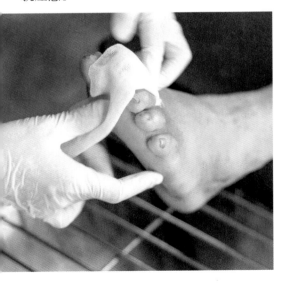

褚医生建议

在褚氏太极中，乳香和没药表现出绝佳的互补性。乳香单萜烯含量较高，行气功能优于没药；没药倍半萜烯类含量较高，偏于平衡，具有较强的散血化瘀功能。二者以对药加强行气、散血化瘀的作用。

精油非常适合处理外伤，是因为精油具有小分子、脂溶性及消炎抗菌、帮助伤口修复的特性，更能快速有效处理伤口及皮肤病症。

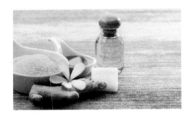

乳香 + 没药，是伤口好精油

乳香是精油之王，其内含成分在褚氏太极上为广谱性，能全面影响各个经络，是极为珍贵的精油。乳香入肺经，是有效的肺部杀菌剂，具清肺化痰功能，可用于伤口、痈疮、溃疡、预防疤痕。

没药的内含成分中，75%为倍半萜烯类，而有"液体创可贴"之称；在褚氏太极中具对身心表现极佳的平衡性，入肺经，能活化免疫系统；可抗念珠菌，有极佳复原功能，能加速细胞更新。因此，常用于皮肤保养，如皱纹、妊娠纹、皮肤皲裂或干燥脱皮、黑眼圈等；也可照护其他问题，如香港脚、皮癣、皮肤炎、伤口渗液、溃疡、疱疹、疔疮等。

蜂窝性组织炎

嗅吸　外用　内服

蜂窝性组织炎主要来自于皮肤的细菌感染，通常是因为伤口照顾不佳而造成溃疡，进一步发展成蜂窝性组织炎。其症状为皮肤红肿热痛，严重者范围会扩大，甚至连淋巴管都可能被影响，进而引起发烧与疲倦。最常见的致病菌包含链球菌与金黄色葡萄球菌，一旦严重感染，会引起骨髓炎或坏死性筋膜炎，所以不可轻视。

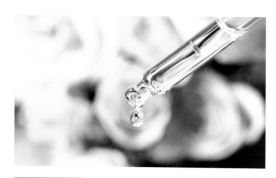

 褚医生建议

以中医观点来看，此类人多半气血虚，处在免疫力失衡的状态；加上饮食不均衡，时常熬夜、作息不正常。患处通常血液循环不佳，当细菌入侵，体内免疫系统无法消灭病原体，进而发展成蜂窝性组织炎。

我建议调整饮食习惯及作息，并服用益生菌或消化酶以调整肠道菌群；可多喝柠檬精油水、柑橘类精油水，因为多喝水能有效提高免疫力。当伤口日久无法愈合，且红肿热痛得较严重，甚至开始出现脓液时，就要当心转变成蜂窝性组织炎。

实际案例

曾有位小学三年级的女孩，因为高烧不退而至西医就诊，起初以为是流感，但一周后，每天仍发烧到39℃，因而住院治疗，但通过各种检查，还是查不出发烧原因。

有一天，女孩说小腿痛，小腿接近脚踝有一处肿块，手腕也是。西医先以抗生素治疗，并开始朝蜂窝性组织炎及骨髓炎的方向检查。医生告知小女孩妈妈，若高烧再不退，就需要做组织切片检查；妈妈很担心而来请教我，我建议她外抹精油。当时建议的配方是广藿香、乳香、没药、香蜂草精油，稀释后，抹在脊椎、下肢、脚底及肿块疼痛处；从她妈妈开始对她外抹精油的第二天，原本反复的发烧就开始趋缓，热度也没那么高，甚至在预计切片检查前就退烧，随即很快就能出院。

辨证适用精油

消炎抗菌：薰衣草、蓝艾菊、柠檬香桃木、麦卢卡、茶树。

伤口愈合：乳香、没药、古巴香脂、永久花、西洋蓍草。

用法

发炎期可参考一般外用法，一天2~3次涂抹于患处。

烧、烫伤

嗅吸 **外用** 内服

烧、烫伤源自接触热或化学物质所引起的皮肤、黏膜或组织的伤害，伤口深度从表皮、真皮到整层皮肤都有可能；因此，建议使用的精油也大不相同。

薰衣草精油对于小范围的烫伤，可以马上使用，由于其含有丰富的醇类，具有消炎、止痛作用，而常被广用于皮肤问题，更可于烧、烫伤直接使用；接着，再使用茶树精油及基础油护理。若伤口较深、严重伤及真皮层，便会渗出组织液，此时，可使用没药精油来吸收组织液。当伤口开始结痂，若希望不要留疤，可用乳香及永久花精油处理组织修护。

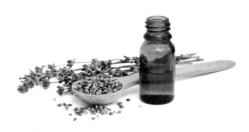

 褚医生建议

保持烧、烫伤患部的干净，并减少其与空气接触，以避免感染。小范围的烧、烫伤使用精油缓解，可以避免细菌入侵，加速伤口愈合；但大面积的烧、烫伤容易引起并发症，请务必就医治疗。

实际案例

曾有位3岁男孩，陪妈妈到诊所看诊，刚好有另一名患者把开水放在饮水机旁，男孩撞到桌子，热水直接淋到胸口。当时，我赶紧拿三样东西紧急处理：椰子油、薰衣草精油及紫云膏。针对烫伤部位，第一层我先大范围涂抹椰子油降温，第二层上薰衣草精油，待皮肤稍微吸收后，再涂紫云膏进行修护；随即男孩停止哭闹。之后，我请男孩妈妈以同样的方式，每天涂抹三次。

据男孩妈妈描述，本来第1天有起水泡，当天就破掉；第2天伤口颜色变红，使用精油后组织液逐渐收干，接着转暗红；到第3天，伤口表层变干。之后第4～6天，慢慢结痂、脱痂，1周内就痊愈。回诊后，没有看到任何疤痕。

辨证适用精油

消炎、止痛：薰衣草、茶树、蓝艾菊、麦卢卡等。
收敛组织液：没药、丝柏等。
修护伤口：乳香、永久花、古巴香脂等。

用法

参考一般外用法。初期，可将薰衣草、茶树精油大范围抹在患处；若水泡破裂、渗出组织液，则可加上没药精油，稀释后抹在患处；伤口结痂后，采用乳香、永久花精油稀释后涂抹，有助伤口修护，避免留下伤疤。

皮肤皲裂

嗅吸　外用　内服

容易皮肤干裂，代表体内阴液不足，皮肤、黏膜变得干燥。最常见的类型有因为作息不正常、晚睡、睡眠不足的人；或摄取水分太少；或喜食太甜、烤、炸、辛辣、过补、偏食的人，以及情绪焦虑紧张、急躁易怒的人，这些类型的人容易产生阴虚体质。

由于阴虚体质会导致体内阴液不足，不只皮肤干燥皲裂，还会伴随干眼症、口干舌燥、阴道干涩，甚至连肠胃道都不够滋润而易产生便秘。以中医的角度来看，可以使用滋养阴液的精油。

 褚医生建议

肌肤易干裂的人，多数为阴虚体质，除了要采取滋养阴液的中药调理外，要特别注意睡眠与水分的充足。喝水要采少量多次，每隔10～20分钟喝几口为佳，因为身体需要稳定的水量带动循环来解毒；但不能大量灌水，以免造成胃肠道无法完全代谢，产生水湿、淋巴液过多的状况。此外，正常人需要大量补充水分的时间，主要在白天活动时，若晚上过度喝水，反而会造成水湿体质。

实际案例

一位上班族女生，她长期睡眠不足，口干舌燥又不喜欢喝水，导致体质燥热，她的皮肤、嘴唇都很干燥甚至脱皮，因长期足部干燥，冬天更会皲裂脱皮，一走路就会非常痛，不管抹什么乳霜、药膏还是会皲裂，甚至出血，于是，我教她制作滋养型精油乳霜。使用的精油包含没药、天竺葵及雪松，再搭配椰子油、乳木果油，就能制成具有保湿、修复、润滑功能，同时还有活血化瘀、增强足部循环的作用的乳霜。若在冬季，还可添加一些生姜精油，有助于活络足部气血，避免下肢冰冷，也能改善局部干燥肌肤血液循环不良的状况。

辨证适用精油

滋阴保湿：没药、檀香木、天竺葵、玫瑰、茉莉、罗马洋甘菊、橙花、若兰草等。

用法

1. 以上的精油选择1～3种，参考一般外用法，以无香乳液或椰子油调和使用。
2. 将稀释过后的精油涂抹在患处，建议一天2～3次。
3. 脚跟皮肤问题特别严重的人，可在涂抹过精油乳液后穿袜子睡觉。

> **自制"保湿护肤乳"**
> - 乳木果油10毫升
> - 荷荷巴油（或椰子油）10毫升
> - 没药精油6滴、天竺葵精油10滴、雪松精油10滴
>
> 将乳木果油隔水加热，加入荷荷巴油均匀搅拌；再加入精油，冷却静置，待凝固后即可使用。

疤痕

"疤痕"是皮肤损伤后取代正常皮肤的结缔纤维组织，它是皮肤和其他组织的创伤后修复的结果。因此，疤痕是自然愈合过程的一部分。除了非常轻微的伤口，因为意外事故、疾病或手术后的每一个伤口，都会导致一定程度上的疤痕。

而疤痕组织都是由同样的蛋白质（胶原蛋白）所取代，但纤维组合方式是不同的，有些疤痕是平整的，有些疤痕会隆起凸出。

 褚医生建议

以精油修复疤痕，需要每天进行，需3~6个月，让皮肤组织再生。这也是我常提倡"居家精油急救箱"的概念，烫伤、粉刺或痤疮所导致的疤痕，都能用最简单、无痛安全的方式解决。

实际案例

【案例一】5岁男孩总是顽皮捣蛋，结果头撞到桌角，造成额头上有2厘米的伤口，当时血流很多而需要到医院缝合，因此，男孩妈妈领了止痛药和抗生素药膏回家。我建议男孩妈妈用永久花、乳香精油各一滴稀释，涂抹伤口，一天3次，大约7天，伤口完全愈合，没有留下明显的疤痕。

【案例二】32岁女性患者因为剖腹产留下严重的蟹足肿，由于局部疤痕不平整，周围时常瘙痒，有时会忍不住抓伤发炎，症状反复已经一年多。

因为患者本身体质气血虚弱、血液循环差，因此下腹部也常胀闷、白带偏多，属于气虚、湿气重的体质。因此，我给予补气血兼健脾化湿的中药治疗；至于蟹足肿，建议使用永久花、乳香、没药、橙花等精油，稀释后涂抹；涂抹期间，发炎及瘙痒感改善许多，3个月后，蟹足肿颜色较淡，同时伤口突出程度较为减轻，连同妊娠纹也淡化许多。

辨证适用精油

永久花、乳香、没药、玫瑰花、橙花。

用法

1. 上述精油选择1~3种，参考一般外用法。
2. 将稀释的精油涂抹在患处，一天至少2~3次。

> **永久花，促进细胞再生、组织重建**
> 珍贵的永久花精油，其组成成分在褚氏太极上表现为广谱性，因永久花具有强大的复原功能，入肺经，且具有活血化瘀的功效，有助于促进细胞再生、帮助组织重建，进而促使伤口、组织液收敛及疤痕愈合。永久花也具消血肿功能，可处理新旧伤的瘀血。

香港脚（足癣）

台湾地区的气候特点为温度和湿度都相当高，夏季时间较长，是非常适合真菌生长的环境，而人体受外在湿热影响，也成了真菌滋生的温床，所以皮肤受到真菌感染是不分年龄层的共同困扰。

皮肤受皮癣菌感染就是俗称的"癣"。皮癣菌是一种真菌，感染多发生在皮肤的角质层或角质衍生物，如毛发或指甲中。

依照感染部位差异，有不同的名称，如感染脚底、脚趾、趾缝称为"足癣"（俗称香港脚）；手脚的指（趾）甲缝受到感染则称为"甲癣"（合称灰指甲）；手掌及手指受到感染称"手癣"；股沟（胯下）称"股癣"；身体躯干则为"体癣"；头皮、头发称"头癣"。不论哪一种癣症，精油治疗方向大致相同，依照体质的辨证随症用油即可。

易引起香港脚者可分为两大类体质：一是"湿热体质"，多见于平时白睛红、面赤、舌红、口干、口苦、便秘、体味重等，或易引发尿路感染者，症见趾间足癣

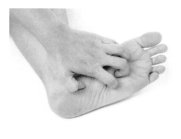

溃破，周围发红，剧烈痒痛。二是"气血虚弱"，若患者年老体衰、正气不足，香港脚反复发作，或患处长时间不愈、皮肤不红但呈白色，轻微痒痛，或有透明或浅黄的分泌物流出，这类患者多属虚证。

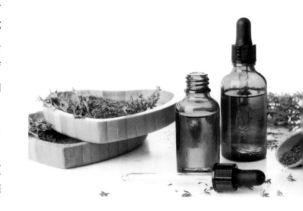

辨证适用精油

湿热体质：茶树（夏季可添加薄荷，具有止痒效果）、牛至、广藿香、麦卢卡、柠檬香桃木等。
气血虚弱：玫瑰、茶树、百里香。

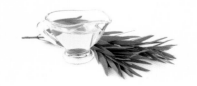

用法

1. 泡脚：在水盆注入适量热水，选择适用之2～3种精油搭配，各取2～3滴，注入水盆稀释，浸泡10～20分钟即可，一天1次可抑菌除臭。
2. 涂抹：选择适用之2～3种精油搭配，参考一般外用法，将稀释过后的精油涂抹在患处，可于穿袜鞋前使用。

曾有一位妈妈带念小学的女童来看病，她脚底、趾间缝隙皆有脱皮、抓痒的痕迹，抬起脚时就有一阵异味，且有些地方都长水泡。妈妈苦恼表示，不管是膏药、喷剂或皮肤科开的药，都只能缓解痒度，但又会不定时发作，只好求助中医调整体质。

经过体质辨证后，我发现女童不喜欢喝水，都以饮料替代，且不爱吃蔬菜水果，相当偏食，所以肠胃属于燥热型，就是中医所说的"血热"，当摄取过多冰冷饮料后，身体就夹带湿气，而"湿热体质"刚好就很适合真菌生长；刚好女童的爸爸也有香港脚，就容易互相传染。

除了建议女童多喝水外，我以调整血热的中药治疗，并建议在局部涂抹稀释的茶树、牛至、广藿香等精油或泡脚使用。后来，妈妈提到女童晚上几乎不再抓痒，脱皮的情况逐渐改善，3个月左右症状明显缓解。

褚医生建议

血热体质多半是因为饮食偏差而导致肠内益菌不足、坏菌很多。因此，我建议像女童这类湿热体质的人，需要调整饮食习惯，并且补充益生菌，中药是以清热利湿健脾的药方调养。

平时也可以多用柠檬、柑橘类的精油，清除体内毒素及湿气。此外，应保持足部的清洁干爽；若有脚汗，建议先抹上精油再穿袜子，并避免长时间穿鞋。一般饮食应以清淡为宜，勿过食燥热或辛辣、炸烤之物，以免聚生湿热而加重病情。

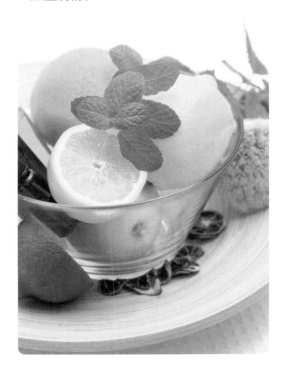

茶树抗菌力强，是精油界皮肤科医生

茶树入肺经，有效对抗细菌、真菌、病毒、念珠菌的感染，可广泛运用于皮肤症状，如痤疮、粉刺、皮肤过敏、单纯性疱疹、湿疹、皮癣、荨麻疹、香港脚、外伤、烫伤、鹅口疮、唇疱疹、汗疱疹、口角炎、疥疮、疣、阴道炎、泌尿道感染等；并能激励免疫系统功能，当身体受到病原菌感染时，可提升白细胞活性，增强身体抵抗力。

灰指甲（甲癣）

对于灰指甲患者来说，除了甲缝偶有痒感外，痛痒的感觉并不强烈；趾甲（指甲）缝被真菌感染寄生，颜色会变黄、灰、黑，且会增厚变脆。一般来说，免疫力较差、末梢血液循环差及长期穿鞋闷热的人，较容易罹患灰指甲。

灰指甲的盛行率高达20%，有些人甚至因长期服用治疗灰指甲的药物而导致肝功能异常，只靠采取涂抹药膏方式，又很难控制灰指甲的状况，所以非常不容易根治。

辨证适用精油

牛至、柠檬、百里香、茶树、柠檬香桃木。

用法

1. 灰指甲精油的使用浓度可以高一些。请见以下精油配方，并涂抹在患处及指甲缝。
2. 建议增加使用频率，尤其是脚闷在鞋里时，可每隔四小时涂抹一次。

牛至精油杀菌力强，是精油界抗生素

牛至含有丰富的单萜酚，入肺经，是一种广谱性强抗菌剂，可用于对抗各种病毒、细菌、真菌、念珠菌的感染，如香港脚、鸡眼、疣、阴道炎等。

灰指甲精油配方
- 牛至5滴
- 柠檬10滴
- 百里香5滴
- 椰子油5毫升

将全部搅拌均匀后，涂抹在患处及趾甲缝即可。

实际案例

有位中年男子长年因为灰指甲问题，趾甲变得脆化，经常断裂、出血，走路时疼痛不已。中医观点认为，指甲是归属于五脏的"肝"，因此会以养肝血及清利湿热的方向治疗，并在局部使用牛至、百里香、柠檬等精油。3~4个月，指甲会渐渐长回来，灰指甲的范围缩小，趾甲的颜色由灰转为正常。

 褚医生建议

精油分子性小、渗透力佳、抗菌力强，尤其能够有效抑制真菌，非常适合用于辅助治疗灰指甲。涂抹精油前，需先修剪指甲，尽量让精油能渗入甲缝中，效果更好。灰指甲极易复发，所以必须长期经常性的处理，即使趾甲恢复正常后，也应再持续使用一段时间。此外，30%~40%的灰指甲是在家人中互相传染的，所以家中的鞋、地板，建议时常清洁。

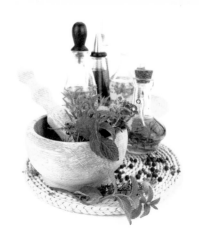

白癜风

关于白癜风，除了遗传因素外，可能是因为黑色素细胞缺损或减少，而无法产生黑色素，是常见的皮肤脱色疾病，男女老幼都可能发生。白癜风可能长在皮肤的任何一处，脸部、手、脚是特别容易出现白癜风的位置，严重的白癜风则会遍及全身。

白癜风患者，通常是血虚型体质，特征是面色苍白、唇色淡白、头晕乏力、眼花心悸、失眠多梦等。

实际案例

有一位小学男童患了白癜风，从脸部嘴角开始发病，慢慢扩展到颜面，范围越来越大。向我求诊后，我以健脾益气、清血热的中药方向调理。从中医观点切入，是因为脾主血、肺主皮毛，体内血热会使免疫系统失调，尤其会使血液循环有异常；同时建议使用精油，涂抹于患处。经过大约三个月的治疗，目前白癜风范围逐渐缩小。

调理上，建议使用入心经、肺经的精油，例如岩兰草、乳香、没药、永久花等，入血分并活血化瘀，可使患处细胞再生并促进血液循环。

辨证适用精油

岩兰草、乳香、没药、永久花。

用法

参考一般外用法，采用以下精油配方，将稀释过的精油涂抹在大范围患处，一天2～3次。

 褚医生建议

白癜风的产生，与营养偏差、睡眠品质不好、压力等因素有关，日久造成免疫功能失调。想预防白癜风形成，建议在十二经络中胆经、肝经的循行时间就寝，因此晚间十一时至凌晨三时，应该休息睡觉，让肝、胆经修护身体机能，有助于血液循环。

此外，也与大环境毒素、饮食过量，而造成身体废物堆积有关。尤其是儿童罹患白癜风，建议应远离含糖及色素的加工食品及饮料。

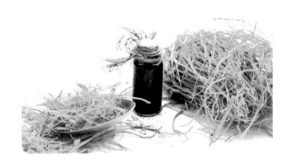

白癜风精油配方
- 岩兰草3滴
- 乳香1滴
- 没药1滴
- 永久花1滴
将稀释过的精油涂抹在大范围患处即可。

脱发

脱发是指头发脱落的现象。每个人都会有正常的"生理性脱发"，这些头发都是处于退行或休止期的毛发，一般人新长的毛发和脱落的头发会处于动态平衡，故能维持正常发量。

至于"病理性脱发"则是头发异常或过度的脱落，主要分为两种。

永久性脱发：即"男性秃头"。掉发过程是慢慢产生的，起初从额头两侧开始，最后会发展到只剩下头后部、两侧一圈稀疏的头发，其主要原因有遗传、男性激素缺乏或肥胖所造成。此外，多种皮肤病或外伤留下的疤痕，以及化学或物理因素对毛囊造成的严重伤害，都可能引起永久性脱发。

暂时性脱发：例如"圆形秃"（俗称"鬼剃头"），可能由外感疾病、内分泌失调、营养不良、发炎体质、自体免疫疾病、环境毒素（如洗发水、空气污染、农药等）因素造成。

至于在中医观点上，脱发分为三大类型：血虚型脱发，会伴随贫血、面色白、头晕等症状；肾虚型脱发，兼具月经不调、腰膝酸软、产后脱发等症状；毒素型脱发，兼具头皮痒或脂溢性皮炎、痤疮、便秘等症状。

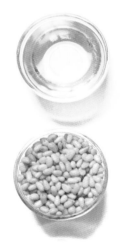 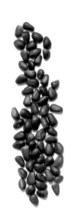 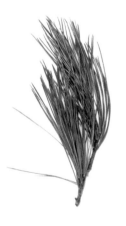 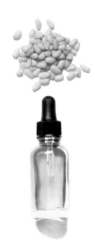

辨证适用精油

血虚型脱发：岩兰草、乳香、古巴香脂等。
肾虚型脱发：雪松、依兰、侧柏等。
毒素型脱发：快乐鼠尾草、野橘、迷迭香等。

用法

1. 参考一般外用法，将上述精油1～3种稀释过后，涂抹在头皮上，一天至少2～3次。
2. 上述精油1～3种，各取3～5滴，加入500毫升无香精洗发水中调和使用。

一位44岁的女性患者，时常因为偏头痛发作、呕吐而来求诊。她是一位公务员，个性追求完美，凡事尽心尽力；然而，40岁过后，感觉整个人身体大不如前，抗压能力也渐渐降低，时常有负面想法。

去年突然在一个月内，头发一块块秃掉，先是头顶多块圆秃，后来拓及耳上颞区。到西医求诊，一开始检查并无异常，后来到免疫风湿科检查出干燥症。但患者服用西药后，感觉到非常不舒服，因此求助于我的门诊。

圆秃，又称鬼剃头、油风，是皮肤科常见疾病，多见于青壮年，呈圆形及多边形。圆秃也是自体免疫疾病，是自身免疫细胞攻击毛囊所致。

中医学上认为圆秃是"肝肾亏虚"所致，《诸病源候论·须发脱落篇》记载："足少阳胆之经也，其荣在须，足少阴肾之经也，其华在发，冲任之脉，均为十二经之海，其别络在上唇口；若血盛则荣于须发，故须发美，若血气衰弱，经络虚竭，不能荣润，故须发秃落。"

这位患者属于阴血亏虚及气血两虚型，因为压力、思虑过度，头部血液循环不良，同时也常头痛，且局部瘀血阻滞，因此，除了以补气养血、养肝补肾的中药调理身体以外，我建议她使用雪松、迷迭香、侧柏、古巴香脂、快乐鼠尾草等精油，稀释后涂抹、按摩头皮。不到一个月，头发开始慢慢长回来。

褚医生建议

脱发由遗传因素及后天因素所致。先天有秃头基因者，若使用精油保养，可延缓掉发速度；后天因素造成的脱发，需同时注意饮食均衡、降低情绪压力及远离毒素等外因，才能够恢复一头乌黑亮丽的头发。

雪松，精油界生发剂，具男人香气

雪松入肺经，是有效的消毒剂，具抗菌功能，可收敛毛孔，改善油性皮肤、痤疮、粉刺，消除湿疹、干癣、疮、脓、脂溢性皮炎、头皮屑、秃发等。雪松具有男性化的香气，适合用于男性的痤疮或作为刮胡后的柔软水。雪松入膀胱经，其消毒功能可用于对抗泌尿系统发炎，具利尿功能，有助改善水肿。

迷迭香，精油界养发剂，能提升记忆力

迷迭香的组成成分在褚氏太极上为广谱性，入肺经，具有抗黏膜炎及祛痰作用，可用于感冒、咳嗽、气喘、慢性支气管炎、肺炎；能收敛毛孔，减轻皮肤充血、浮肿现象，还能保养头皮，改善头皮屑及脱发。
另外，迷迭香入肝、胆经，并能作用于膀胱、肾经，具利尿作用。

骨骼肌肉系统调理

Skeletal Muscle System Care

精油具有止痛、抗发炎、抗痉挛、消血肿、促进组织损伤愈合等功能，可以广泛应用在骨骼肌肉系统的诸多不良反应上，并依照急慢性症状来使用精油。

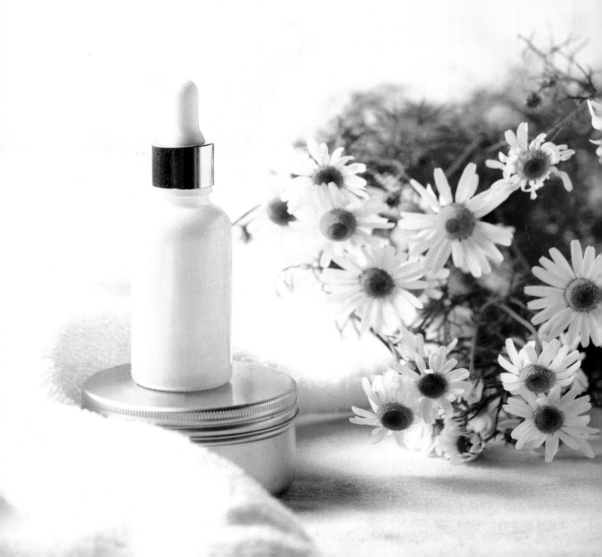

身体这里酸、那里痛，是许多人共同的困扰！长期固定的不良姿势、劳力工作以及不良的生活习惯，都会造成不同程度的骨骼肌肉疾病。而常见的骨骼肌肉疾病如下。

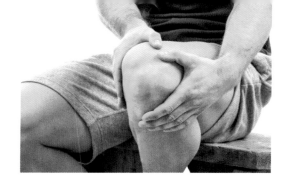

● 炎症关节炎

例如类风湿性关节炎、痛风等。炎症反应进行中，会有红肿热痛的症状，需加强消炎止痛类精油（精油运用通则1），且增加使用频率，每隔2～3小时可以外抹一次，增加疗效；若关节处有组织液堆积，则建议使用通则6的精油，加强代谢组织液。

● 退化性关节炎、骨头变形

例如拇指外翻、退化性关节炎、骨头变形等，与体质亏虚有关，且因日久的劳动而造成骨头关节有一定程度的磨耗，因为病程较久，一旦骨关节变形了就很难恢复，所以对于此症，保健胜于治疗，可多使用活血化瘀及通经络类精油（通则5、通则8），保养退化的骨头及关节处；四肢冰冷、容易僵硬的人可以使用通则7的精油，加强按摩四肢或用精油滴入热水泡脚。

● 脊椎问题

例如颈椎病、椎间盘突出等。低头族、久坐办公桌者都容易有颈椎的问题，常肩颈僵硬，严重会手麻，且颈椎第七节容易凸出，两侧肩膀形成气结。脊椎是身体的主轴，因此颈椎、背及腰臀常互相影响，所以建议沿着脊椎两侧、由上而下都要抹上精油；如果能够适度按摩，更能缓解疲劳，建议使用能让肌肉放松及通经络的精油（通则2、通则4、通则8）。

● 肌腱炎

例如妈妈手、网球肘等。某些常执行固定动作的人，像是抱小孩、炒菜、打球、生产线作业员等，因时常劳损手腕及手肘的肌腱，而造成肌腱发炎，建议使用修复肌腱及消炎止痛类精油（通则1、通则4、通则9）。

骨骼肌肉系统的精油运用通则

1. 止痛消炎：冬青、白桦、古巴香脂、蓝艾菊、牛至、茶树、薄荷、薰衣草、柠檬香桃木等。
2. 解痉挛（放松肌肉韧带）：罗勒、马郁兰、西洋蓍草等。
3. 止血、消血肿：永久花等。
4. 肌腱炎、消除肌肉乳酸堆积：柠檬草、罗勒、柠檬香桃木等。
5. 活血化瘀：乳香、没药、古巴香脂、西洋蓍草、柠檬香桃木等。
6. 囊肿、组织液堆积：葡萄柚、丝柏等。
7. 寒症、增加血液循环：生姜、黑胡椒、姜黄等。
8. 通经络：柠檬草、冷杉、薄荷。
9. 手臂、手肘痛：姜黄。

肩周炎（五十肩）

肩周炎，俗称"五十肩"。中医认为，五十肩是由于过度劳累，或因年老体衰、肝肾气血虚损，以致筋失濡养，加上风寒湿邪乘虚侵袭肩部经络所致。由于寒主收引，风寒侵袭经络，导致气血阻滞、筋脉凝滞而成肩痛，故又名"肩凝症"。治疗以祛风散寒、化湿通络为主。

肩周炎较常发生于50岁左右的人，所以才称为"五十肩"，不论是体力劳动者还是脑力劳动者都有可能发病。肩关节是非常复杂的三度空间关节，也是全身活动度最大的关节，可能因为某次的拉伤，或是长期过度使用肩关节，引起局部组织受伤，渐渐地肩关节周围发生粘连并形成纤维化，造成关节活动角度受限，形成所谓"冰冻肩"，严重者会影响生活及工作。

五十肩的精油疗法，可分为三个阶段。

疼痛期：约持续3～6个月，此时肩部各方向的动作均会引起疼痛，痛点通常难以准确定位，而且常会有放射性疼痛至上臂或手肘。

僵硬期：6～12个月，此时关节动作的角度明显受到限制，疼痛与僵硬可能同时存在。以中医观点看来，粘连属于气滞血瘀的表现。

恢复期：此后6个月，必须靠运动及复健动作慢慢恢复，运动目的在于解除粘连，增加关节活动度，使肩膀恢复灵活，基本上是越不动越痛，精油需持续涂抹直到痊愈。

辨证适用精油

疼痛期→行气消炎止痛：冬青、白桦、古巴香脂、茶树、德国洋甘菊、薄荷、蓝艾菊（一般外用法）。

僵硬期→活血化瘀：乳香、没药、永久花、古巴香脂（一般外用法）；姜黄（刺激性精油外用法）。

若肩关节局部有组织液滞留，可用葡萄柚、丝柏、冷杉、罗勒（一般外用法）；生姜、柠檬草（刺激性精油外用法）。

若仍持续疼痛，可合并使用疼痛期的精油。

恢复期：持续使用"僵硬期"建议精油。

用法

适用精油选择1～3种，依照建议使用方法，将稀释过后的精油涂抹在肩膀周围、侧颈部及患侧手臂、手肘等，每隔3～4小时就可抹1次，一天至少2～3次。

常见的病因

1. 性别：临床观察，女多于男，尤以家庭主妇及停经期妇女最常见。
2. 退行性病变及免疫、代谢性疾病：本身有高血压、冠心病、糖尿病、类风湿性关节炎、颈椎病等之病患。
3. 外伤史：发生五十肩的肩关节，多半曾有外伤病史。
4. 职业：非体力劳动者、工作姿势固定者较常见。

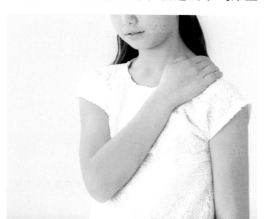

一位50岁女病患因为更年期障碍而来看诊，除了停经引起的潮热、失眠症状以外，常提到右肩关节疼痛，疼痛延伸至后背和颈后。她年轻时跟着先生做粗重工作，虽然已经好几年没有再搬重物，但常感觉身体不定处酸痛，甚至影响睡眠。她的右手臂旋前及上举角度受限，若硬拉就会疼痛；经过诊断，已有五十肩症状。

除了用针灸疗程治疗，我嘱咐她每天一定要自己做手臂复健操，在运动前先涂抹精油，而建议配方为柠檬草、冬青、乳香、姜黄，稀释涂抹在肩关节前后及整只手臂。3个月后，右手臂旋前及上举角度渐渐变大，疼痛也减轻许多。

褚医生建议

所谓"通则不痛、痛则不通"，五十肩多数是因肌腱发炎、气滞血瘀导致，所以增强肩颈处的血液循环是最佳方法。比起贴药膏的传统方式，我更推荐精油穴位按摩，通过精油高渗透性、直接进入组织而行气活血，同时针对穴位加强，能更有效处理不适感。此外，五十肩需加强肩关节及上肢的复健动作，建议在运动前先涂抹精油，加强活血通络的效果。日常的买菜、购物、倒垃圾、搬家、提行李等动作，须衡量自己的能力，不要有超出肌肉、肌腱负荷能力的动作。

加强穴位按摩

- 尺泽：位于肘关节横纹上，肱二头肌腱的桡侧缘。
- 膏肓、肩贞、肩井：位于上背部。
- 云门：位于锁骨附近的，可促进肩颈部活血化瘀。

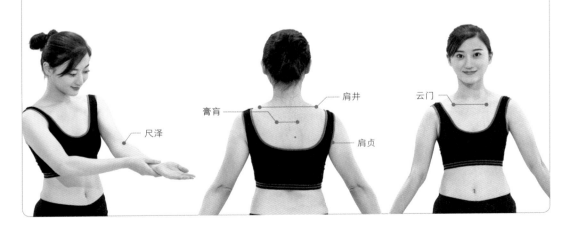

骨质疏松症

骨质疏松症，主要可分为"原发性骨质疏松症"和"继发性骨质疏松症"。人类的骨骼密度通常在30~40岁达到高峰，随后便会下降，渐渐发生矿物质流失的现象。一般来说，女性骨质流失最快的时期是停经后的5年内，脊椎密度平均每年减少3%~6%；男性骨质流失的速率则较为稳定，在达平均巅峰骨骼质量后，依据不同部位，每年流失0.5%~2%。

中医观点认为，肾藏精、主骨生髓，"肾者，其充在骨"。五脏六腑之精皆藏于肾，肾能生髓，髓能充骨。所以，骨骼的生长发育、衰退与肾精的盛衰有关，肾虚是骨质疏松症发生的重要原因。

此外，肝主筋，与肌腱的强弱有关；脾胃为后天之本、气血生化之源，而气血是使骨骼生长发育的基础物质。因此，

肝、脾、肾都与骨质疏松的发生有着重要的关系；肝肾不足、气血亏虚、瘀血阻络、气行不畅，都是骨质疏松症发病的主要原因。

整体改善原则方面，采取补肾壮骨、健脾益肝、活血通络，可促进全身症状的改善，并减轻骨痛、提升骨密度，以及提高患者生活品质。

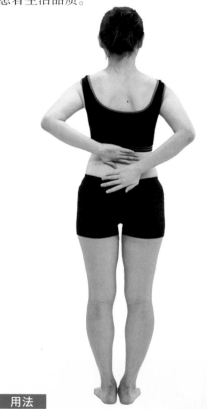

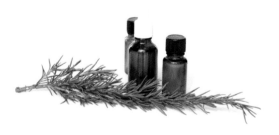

辨证适用精油

有益于肌肉骨骼（益肝、补肾、壮骨）：冷杉、檀香、冬青、丝柏、罗勒、马郁兰、杜松等。

活血通络：乳香、没药、柠檬草、永久花、古巴香脂、姜黄等。

用法

适用精油选择1~3种，依照一般外用法，将稀释过后的精油涂抹在脊椎两侧、四肢关节处或关节退化疼痛处，一天可进行2~3次。

一位55岁女病患是茹素者，从更年期开始就常觉得膝盖和腰背酸痛，走路、爬山都觉得吃力，也常感到烦躁易怒、情绪不稳定、失眠多梦；检查后，发现激素衰退且骨质退化得很严重。

此患者肾阴亏虚得很厉害，故以中药调理加上精油疗法，我建议她用冷杉、柠檬草、乳香、马郁兰等精油，稀释涂抹膝盖以及腰背等处，并同时使用茉莉、天竺葵、橙花、依兰等精油来平衡情绪及激素。几个月后，所有的症状都得到缓解。

褚医生建议

骨质疏松症多属"虚症"，不论是饮食还是睡眠、运动，多半呈现不足的状态。现代人户外运动量减少、饮食不均衡或更年期激素失调，皆是造成骨钙加速流失的重要原因。

运动可增加骨骼及肌肉的张力，有助于恢复流失的骨质及维持一定的骨强度。因此，积极的运动不可少，例如快走、慢跑、打太极拳、骑自行车、游泳、爬山等；运动量大小视个人情况而定，如每天户外散步30分钟左右，不论是对预防还是治疗骨质疏松症，都是有益的。

此外，建议适当晒太阳，夏季可在树荫下接受太阳照射30分钟；冬季即使只有脸部和手暴露在阳光下1小时，也能帮助身体合成足够的维生素D。

骨质疏松症与饮食有极大的关系。建议多吃补钙食物，如牛奶、鸡蛋、黑芝麻、豆类、鱼类、瘦肉、糙米、海带、紫菜、虾皮、干贝等；还有蔬果类，如白菜、芹菜、油菜、蒜苗、韭菜、红枣、柿子等；并且忌吃含糖食物、咖啡、酒精及碳酸饮料，哺乳期不宜过长。

骨质疏松症患者必须慎防跌倒等意外发生，容易造成骨折且骨头修复力较差。

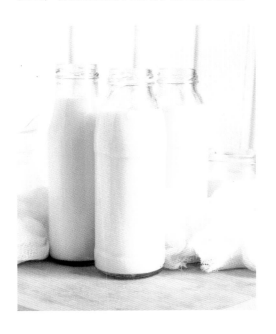

椎间盘突出

嗅吸　外用　内服

椎间盘突出多发生于年轻人及中年人，长期需要弯腰及搬重物的人，以及久坐的上班族、电脑族等。一旦发生此症状，患者大多没有办法久坐及久站，且在弯腰时会感到疼痛，甚至会合并臀部、大腿后侧、小腿酸麻、无力。

一般人的腰椎在长时间受力的状况下（如久坐，长时间弯腰负重受力）会导致腰椎（一般是腰椎第四、五节）椎间盘被向后推挤，造成后侧神经的压迫。在腰椎软骨过度受力的情况下，便会导致腰部，甚至延伸往下的神经性酸痛。

中医认为"腰为肾之腑"，而《素问·脉要精微论篇》："腰者，肾之府，转摇不能，肾将惫矣"，肾气充盈，腰则强壮；肾气不足，腰难负重，所以通常腰力较差或时常酸痛的人，多为肾虚所致。

腰椎间盘突出症发作期，即使某一个小的动作（如打喷嚏、咳嗽、姿势稍微不正），都可能会闪到腰，因此患者需维持正确的姿势并加强腰椎肌力锻炼。

在腰椎间盘突出症的急性发作期，主

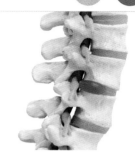

要以缓解疼痛为主，加强行气化瘀，通经络。而在疼痛缓解期，则应以补益肾精为主，即以补肾、加上行气活血的精油，改善症状。

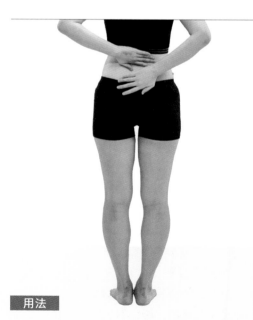

辨证适用精油

急性发作期：冬青、白桦、马郁兰、薄荷、罗勒、古巴香脂（一般外用法）；柠檬草、蓝艾菊（刺激性精油外用法）。

缓解期：丝柏、乳香、檀香、依兰、冷杉（一般外用法）；姜黄、生姜、肉桂（刺激性精油外用法）。

用法

适用精油选择1~3种，依照建议使用方法，将稀释过后的精油涂抹在大范围腰背处，每隔3~4小时就可抹1次，一天至少2~3次。

一位48岁男病患是送货司机，长期久坐开车，下车就要搬重物，时常觉得右脚酸，且弯腰、起身时腰部疼痛，因为是右脚踩油门煞车，甚至连开车时都会不适；经过西医诊断为腰椎间盘突出。有一次，他因为严重疼痛来到门诊针灸，拔针后我帮他抹上精油，隔天一早便到诊所询问"前一天使用的是什么精油？"因为当天回去，腰痛脚麻完全缓解，一夜好眠；而当时使用的复方有冬青、柠檬草、马郁兰、薄荷、蓝艾菊。从此，这位病患每天工作前都会先抹精油，腰痛脚麻已缓解许多。

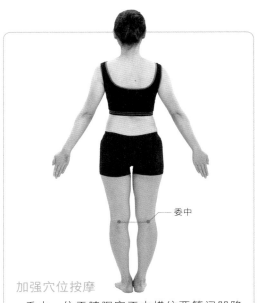

委中

加强穴位按摩

● 委中：位于膝腘窝正中横纹两筋间凹陷处，可以缓解下背痛引起腰、腿酸麻痛，以及湿热引起的腰部沉重痛。

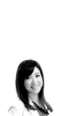

褚医生建议

一般来说，腰椎间盘突出症急性发作期的腰痛还算容易缓解，但多年未愈者较为难治，需要一段时间的治疗方可痊愈。许多患者在初期时，常拖延不治或治疗失当，以至于患处气滞日久，导致血瘀；有的人还嗜喝冷饮，兼寒湿邪气，导致腰痛反复发作。临床经验发现，除了持续治疗以外，有运动的患者其复发率明显低于不运动者，建议可通过游泳、快走、慢跑或适当的核心运动来改善症状；多运动可增强背部肌肉力量，减缓椎间盘负荷。

腰椎间盘突出是一种常见的骨科疾病，平日要避免长时间维持同一姿势，以免腰背肌肉长期僵硬、痉挛，腰椎间盘负荷增加。女性要避免穿高跟鞋，但中跟鞋和坡跟鞋也可能会引起重心前移，导致脊柱弯曲加大，也要留意。

平日，避免摄食寒凉饮料或食物，减少抽烟、喝酒频率，应多休息，且不宜吃辛辣、刺激性食物。

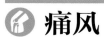 # 痛风

痛风，又称为"代谢性关节炎"。成年人空腹尿酸值>7毫克/分升为高尿酸血症，因为过多的尿酸沉积在关节中，造成关节红肿、灼热的症状，发作时会剧烈疼痛。常发生于足部大姆趾第一关节处，也会在手腕、脚踝、膝盖等处发生。经常吃海鲜、肉类、啤酒或体重超重的人，最容易发生痛风，即使是二三十岁的年轻人，也可能罹患痛风。

尿酸是嘌呤在人体代谢的最终产物，体内嘌呤在肝脏代谢后形成尿酸，最后，由肾脏把尿酸随血液排出体外；如果体内产生过多嘌呤或肾脏无法有效排泄尿酸，就会导致尿酸过高。一般而言，体内尿酸的产生，约三分之一来自饮食，而三分之二则是体内细胞核的核酸嘌呤新陈代谢所产生。

历代医家中，元代的朱丹溪在《格致余论》就曾列痛风专篇，云："痛风者，大率因血受热已自沸腾，其后或涉水或立湿地……寒凉外搏，热血得寒，汗浊凝滞，所以作痛，夜则痛甚，行于阳也。"明代张景岳《景岳全书·脚气》中认为，"外是阴寒水湿，今湿邪袭人皮肉筋脉；内由平素肥甘过度，湿壅下焦；寒与湿邪相结郁而化热，停留肌肤……病变部位红肿潮热，久则骨蚀。"同时在现代医学所讲的痛风，相当于中医的"痛痹""历节""脚气"等症。

痛风的常见病因有三，说明如下。

体质热毒盛：脏腑积热日久之后，热郁为毒，毒邪攻入骨节，是发生本病的根本原因，此时临床表现除了患处关节出现红肿热痛外，可能伴随口干喜饮、烦躁、小便偏黄、舌色偏红、舌苔黄腻等症状。

湿热浊毒，留注关节：嗜食肥甘厚味的人，脾胃消化代谢负担过大，就会产生湿热浊毒，慢慢滞留在经络中，产生经络关节的阻塞，湿毒附于骨节形成痰核，坚硬如石（尿酸钠结晶）。

外邪侵袭：外邪留滞肌肉关节，导致气血不畅，经络不通，不通则痛，久了就产生血热血瘀（白细胞吞噬尿酸钠结晶，诱发急性炎症），经络阻塞，引起关节肿大、畸形及僵硬。

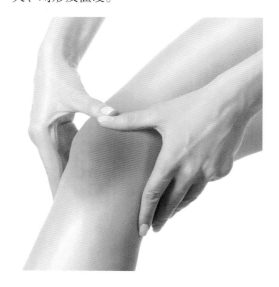

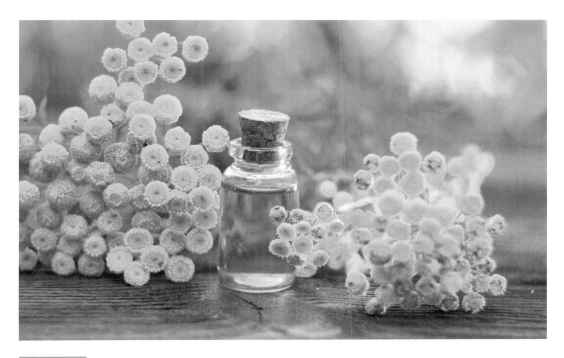

实际案例

一名40岁王先生，因为长期奉行美食主义，爱喝饮料啤酒，喜欢吃肉食、海鲜，蔬果比例相对不多，身材肥胖。某日，他突然感到右脚大趾关节疼痛，外表看起来红肿发热，按压会痛，走路更痛。经过抽血检验，发现尿酸高达9.4毫克/分升，经诊断为痛风性关节炎。

王先生长期因饮食过盛，导致体内堆积许多痰湿热毒，而脚趾关节处于末梢，是尿酸钠结晶体容易堆积的区域。因此，在症状急性期，我会给予清热利湿、行气止痛的中药，并辅以精油（请参考湿热浊毒之精油）涂抹患处关节，减缓疼痛感；同时，王先生也控制饮食，多加运动，很快便控制住病情。

辨证适用精油

体质热毒盛：薄荷、冬青、古巴香脂、茶树、德国洋甘菊、蓝艾菊（一般外用法）。

湿热浊毒：罗勒、丝柏（一般外用法）；牛至、山鸡椒、柠檬草（刺激性精油外用法）；葡萄柚、柠檬（光敏性精油外用法）。

外邪侵袭：姜黄、柠檬香桃木（刺激性精油外用法）；乳香、没药、古巴香脂、冷杉、马郁兰、罗勒（一般外用法）。

用法

适用精油选择1～3种，依照建议使用方法，涂抹在患处以及脚背、脚底，一天至少2～3次。

褚医生建议

　　痛风的主要形成原因跟脾虚痰浊有关，身体脾虚加上饮食不节，久了就会堆积尿酸，因此节制饮食（尤其是高嘌呤食物摄取量）、调整生活习惯，配合中药调理脾胃、肝肾功能，让体内的湿浊瘀滞能顺畅地排出体外，才能有效治疗痛风。

加强穴位按摩

- 阳陵泉：往小腿方向按摩，涂精油的范围可以稍微大一点，按压阳陵泉。中医所谓"筋汇阳陵泉"，阳陵泉属于胆经，为全身筋气汇聚的地方，若下肢关节麻痹，都会按压这个穴位来改善。
- 复溜：属足少阴肾经。在小腿内侧，太溪直上两寸，跟腱的前方，可加强肾经代谢解毒的功能。
- 太溪：是足少阴肾经的俞和原，太溪在足内侧部，内踝后方，内踝尖与跟腱之间凹陷处。此穴位可以滋养人体的肾脏之水，滋阴补肾。

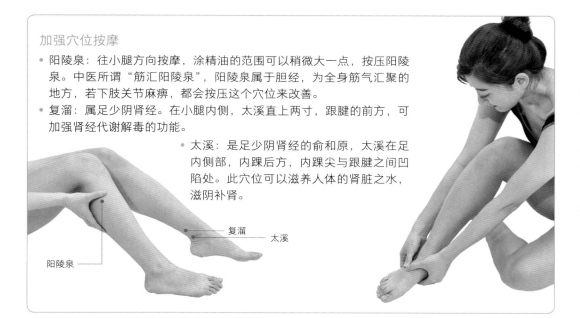

复溜　　太溪

阳陵泉

● 常见含嘌呤食物

食物类别	第一组 0~25毫克（嘌呤/100g）	第二组 25~150毫克（嘌呤/100g）	第三组 150~1000毫克（嘌呤/100g）
奶类及其制品	各种乳类及乳制品		
肉、蛋类	鸡蛋、鸭蛋、皮蛋、猪血	鸡胸肉、鸡腿肉、鸡心、鸡肫、鸡肠、猪肚、猪心、猪腰、猪肺、猪脑、猪皮、猪肉（瘦）、牛肉、羊肉、兔肉	鸡肝、鸡肠、鸭肝、猪肝、猪小肠、猪脾、牛肝
鱼类及其制品	海参、海蜇皮	旗鱼、黑鲳鱼、草鱼、鲤鱼、红鲙、红甘、竹刀鱼、鳝鱼、鳗鱼、乌贼、虾、螃蟹、蚬、鱼丸、鲍鱼、鱼翅、鲨鱼皮	鲅鱼、白鲳鱼、鲢鱼、状元鱼、罗非鱼、刀鲳鱼、白带鱼、黑鱼、银鱼、鲨鱼、海鳗、沙丁鱼、鱿鱼、斑节对虾、牡蛎、蛤蜊、蚌蛤、干贝、小鱼干、鳊鱼干、黑鱼皮、白带鱼皮
五谷根茎类	糙米、白米、糯米、米粉、小麦、燕麦、麦片、面粉、通心粉、玉米、高粱、马铃薯、甘薯、芋头、粉丝、淀粉、木薯粉、藕粉		
豆类及其制品		豆腐、豆干、豆浆、味噌、绿豆、红豆、花豆、黑豆	黄豆、发芽豆类
蔬菜类	白菜、卷心菜、菠菜、空心菜、芥菜、莴苣菜、苋菜、芥蓝菜、高丽菜、芹菜、雪里蕻、菜花、韭菜、韭黄、韭菜花、西葫芦、苦瓜、小黄瓜、冬瓜、丝瓜、胡瓜、茄子、青椒、胡萝卜、萝卜、洋葱、番茄、木耳、豆芽菜、榨菜、萝卜干、酸菜、葱、姜、蒜、辣椒	油菜、茼蒿、四季豆、芸帝豆、豇豆、豌豆、洋菇、鲍鱼菇、海藻、海带、笋干、金针菇、银耳、蒜、罗勒	豆苗、黄豆芽、芦笋、紫菜、香菇
水果类	橘子、橙子、柠檬、莲雾、葡萄、苹果、梨、阳桃、芒果、木瓜、枇杷、菠萝、番石榴、桃子、李子、西瓜、哈密瓜、香蕉、红枣、黑枣		
油脂类	各种植物油、动物油、瓜子	花生、腰果	
其他	葡萄干、龙眼干、番茄酱、酱油、糖果、蜂蜜、果冻	栗子、莲子、杏仁、酪蛋白、枸杞	肉汁、浓肉汤（汁）、牛肉汁、鸡精、酵母粉

（资料来源：《国产食物中核酸含量及其碱基组成的研究》，何威德著）

网球肘（肱骨外上髁炎）

网球肘的正式医学名称为"肱骨外上髁炎"，是肌腱炎的一种，是指伸腕肌腱的发炎。患者以40岁上下中年人居多，尤其是前臂经常需要用力旋转、反复敲打或搬重物的工作者，例如厨师、电脑工作者、油漆工人、水泥工人等，或是经常性重复一个动作的人，例如家庭主妇（切菜、拖地）。

由于是肌腱、骨膜及肌肉发炎，患处通常会发热、肿胀和疼痛；疼痛位置通常在手肘关节的外侧，因此，每当手指、手腕或手臂用力时（如提取重物或拧毛巾时），

就会引起前臂肌肉疼痛，患处外部肿胀。

中医观点认为，这是由于肘部外伤或劳损、外感风寒湿邪，致使局部气血凝滞，络脉瘀阻引起的，是一种慢性劳损所致的痛症，如果没有得到适当的治疗，此疼痛病症会持续恶化，甚至导致手肘的活动能力受限。

基本上，网球肘的病程和精油使用，主要可从几个方面来看。

急性疼痛期：可持续2~3个月，此时患处通常会发热、肿胀和疼痛，建议使用"消炎止痛类"精油。

缓解期：疼痛不甚剧烈，但每当手指、手腕或手臂用力时（例如提取重物或拧毛巾），就会引起局部肌腱的无力或疼痛感。此时可使用"疏筋行气类""活血化瘀类"精油。

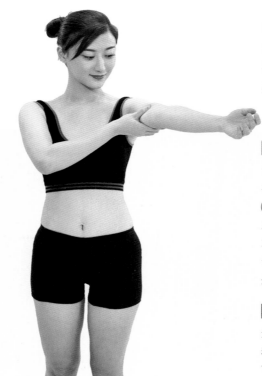

辨证适用精油

消炎止痛类：冬青、白桦、古巴香脂、茶树、薄荷、蓝艾菊、德国洋甘菊（一般外用法）；柠檬草（刺激性精油外用法）。

疏筋行气类：冷杉、罗勒（一般外用法）；柠檬草、柠檬香桃木（刺激性精油外用法）。

活血化瘀类：乳香、没药、姜黄、古巴香脂（一般外用法）。

用法

适用精油选择1~3种，依照建议使用方法，将稀释过后的精油涂抹在患处手臂，每隔3~4小时就可抹1次，一天至少2~3次。

一位35岁男病患是厨师，闲暇时喜欢桌球运动。从几个月前工作时开始手肘疼痛，经过检查，确诊为网球肘；虽只是肌腱炎，但曾痛到无法工作。我建议他涂抹柠檬草、蓝艾菊、古巴香脂、冬青、薄荷等精油，并且套上护肘再工作。1个月后，疼痛已减轻许多。发炎期间，我建议他停止桌球运动，改做手臂体操；精油涂抹后，沿手臂按摩，尤其是对较酸痛处加强按压。

褚医生建议

网球肘多为运动伤害或劳损所致，在恢复的时期，必须靠运动及复健动作慢慢恢复，运动的目的在于增加肌肉力量、耐力与协调等，越不动越痛，而精油可持续涂抹直到痊愈，并建议使用以上精油。

工作及运动时，必须考虑劳动手臂的强度，不要让手臂过度疲劳，需注重劳逸结合，避免肘关节活动强度过大或时间过久，如此可以预防"网球肘"的复发。

平日建议加强手臂、手腕力量练习及柔韧度练习，进行手臂及手腕背伸活动，以放松肌肉。另外，患者应注意避免肘关节受风、着凉，并减少寒凉食物的摄取。

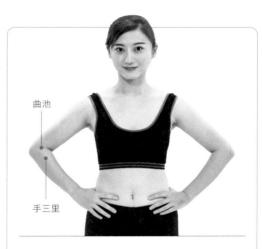

曲池

手三里

加强穴位按摩

- 手三里、曲池：手三里位于肘关节外侧向下约2寸。除了单纯按摩手三里以外，同时按摩曲池，可以达到加倍的效果。至于曲池的取穴方法为让患者屈肘成直角，在肘横纹外侧端（尺泽）与肱骨外上髁连线中点（即在手肘关节弯曲凹陷处）。按摩曲池，则将患者手肘弯曲，于曲纹末梢端点按，按压时会有酸痛感，可用于缓解肩肘关节疼痛。

- 肩井：位于上背处，交抱双手，中间三指置于肩颈交会处；属足少阳胆经，在肩部最高处，位于大椎和肩峰连线的中点。建议中指指腹向下揉按肩井1～3分钟，每日早晚进行。

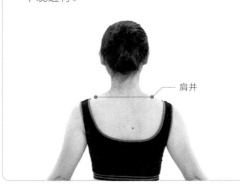

肩井

类风湿性关节炎

嗅吸　外用　内服

"类风湿性关节炎"是自身免疫疾病，由于身体免疫功能失调，自身攻击关节及相关软组织造成伤害，就会引发疼痛，甚至关节变形。类风湿性关节炎是侵害关节的疾病，会导致关节疼痛、肿胀和僵硬；如果身体一侧罹患类风湿性关节炎，通常另一侧也会出现症状，侵犯多个关节，患者通常合并许多不适症状，如疲劳、发热、皮肤干燥等。

以病因来说，可分为风、寒、热、湿邪。发病初期，关节不特定处疼痛肿胀，是受风邪影响；关节疼痛较剧烈，冰冷、紧绷僵硬甚至抽筋，遇到寒气会加重，是受寒邪影响；关节肿胀，疼痛剧烈，发热口渴，表面皮肤发红，是受热邪影响；关节水肿厉害，肢体沉重，是受湿邪影响；关节肿胀时间久，产生皮下气节，甚至开始慢慢变形，是为痰瘀痹阻。

为什么身体免疫系统会发生紊乱呢？以中医观点来看，一开始发病与正气（免疫力）不足及外邪（风寒热湿等）侵入有关，加上平日忙碌、情绪紧张导致肝气郁结；工作过度劳累、睡眠不足，导致阴虚有热或阳气虚弱；饮食不节制，使得肠胃湿热、代谢功能失调，综合以上诸多病因，最后导致慢性发炎体质，血瘀痰凝，病情日益加重；精油的选择可随症使用，因多为慢性发炎体质，故可加强"抗氧化精油"之使用。

也就是说，类风湿性关节炎的发生，与体质因素、气候条件、生活习惯有密切关系。外因为风、寒、湿、热之邪，若长期住在潮湿的地区，建议以除湿机控制湿度，尽量不要睡地板，而吹空调及风扇时要控制好温度及风向，避免淋雨吹风。此外，忌吃冰冷寒凉食物，保持运动习惯，以促进身体经络关节循环良好。

辨证适用精油

发病初期：冬青、薄荷、茶树、白桦、柠檬草、德国洋甘菊、蓝艾菊（一般外用法）。

受风寒邪影响之关节疼痛：生姜、柠檬草、山鸡椒、黑胡椒、马郁兰、罗勒、迷迭香、百里香、姜黄、丁香、牛至（刺激性精油外用法）。

受风湿邪影响之关节水肿：丝柏、葡萄柚、杜松、冷杉（一般外用法）；生姜。

受风热邪影响之关节炎：薄荷、蓝艾菊、德国洋甘菊、薰衣草、茶树（一般外用法）。

关节肿胀日久：乳香、没药、古巴香脂、马郁兰、冷杉、柠檬草。

抗氧化精油：丁香、姜黄、古巴香脂、茶树、迷迭香、永久花、罗勒、牛至（刺激性精油外用法）。

用法

1. 适用精油选择1~3种，依照建议使用方法，涂抹在患处（如四肢关节），一天至少2~3次。

2. 接着，往小腿方向按摩，涂精油范围可稍微拉大一点，按压"阳陵泉"及"足三里"。

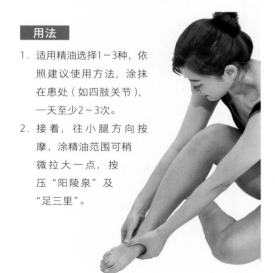

有位46岁女性患者，体瘦，手指关节变形疼痛，脚趾也会痉挛，经过检查后诊断为类风湿性关节炎，多年来使用西药控制。但是，免疫指数（类风湿因子，RF）不稳定，停服西药一段时间，指数就会升高，手指关节持续慢慢变形。

后来到我的门诊调养身体，经诊断此患者气阴两虚且脾胃功能不佳，肝肾也呈现亏虚，因此以中药调理为主；同时建议她使用乳香、柠檬草、罗勒、檀香、冷杉等精油，加强身体各处关节的循环，并且配合运动及饮食调整。大约半年后，类风湿因子稳定，且关节不再时常疼痛。

对中医而言，此病属"痹证"范畴，闭塞不通，以关节、肌肉疼痛为临床主症。《黄帝内经·素问·痹论》："风寒湿三气杂至，合而为痹也。其风气胜者为行痹，寒气胜者为痛痹，湿气胜者为着痹。"

褚医生建议

类风湿性关节炎是由许多偏差的生活习惯及易造成氧化的食物所累积，逐渐形成慢性发炎体质；而精油就是天然抗氧化、抗炎的工具。罹患此病者一定要审视自己的生活习惯，因为所有致病因都存在其中，如熬夜、劳动过度、饮食偏差、情绪紧张、甚至毒素累积等；一旦发病，会对生活及工作等造成很大影响。

类风湿性关节炎患者易感到疲倦，因此需要适当休息。在白天尽可能有短暂的休息，晚上则在十一点前就寝，避免累积成阴虚体质，当阴液不足，关节缺乏润滑液，更会加速疼痛及变形。

再者，要保护受损的关节，保持关节的温暖，减少让关节长时间处于湿度过大状态。平时，患者应尽量利用较大和有力的关节。以提重物为例，尽量不用手指，而用手臂和肘关节；不只用手指支持，应以手掌来支撑，且避免关节长时间保持同一个动作。

加强穴位按摩

阳陵泉为胆经穴，又名筋会，具有熄风柔肝、清热利胆、舒筋通络、健膝壮腰的作用。足三里为胃经穴，是一个强壮身心的大穴，有调节机体免疫力、调理脾胃、补中益气、通经活络、疏风化湿、扶正祛邪的作用。

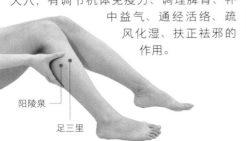

阳陵泉

足三里

内外疗程齐下，才能改善症状

综合以上描述，类风湿性关节炎以身体内部调整为主，必须扶正祛邪，扶正以补气血、益肝肾为主；祛邪以祛风、除湿、散寒、清热、化痰、通络止痛为主。因此，必须搭配中药、精油、饮食、运动等方法，才能让症状获得改善。

蹞趾外翻

嗅吸 外用 内服

足部大蹞趾内侧关节处产生骨性隆起，分为先天遗传性及后天姿势不良等成因。大部分的蹞趾外翻是日积月累慢慢形成的，外力的压迫使大脚趾关节往第二脚趾靠拢，骨骼的正常结构发生变化并产生骨性隆起。这种骨性隆起会慢慢变大，最后可能造成穿鞋或走路疼痛。此症女性比较常发生，大部分是因为长期穿高跟鞋把脚趾头挤压在一起的关系。

褚医生建议

根据统计，台湾地区每10人就有1人患有蹞趾外翻，以女性居多。蹞趾外翻是慢慢造成的，所以此症状是预防胜于治疗；若已经有蹞趾外翻，可先使用矫正器或穿着正确的鞋型，并采用精油按摩的方式缓解不适感。

此外，我建议加强脚底内侧缘、位于足太阴脾经的"公孙"，以及足少阴肾经"照海"的精油按摩，一方面滋肾清热、又能通调三焦，有效行气止痛、活血通络。

冬青，精油界的止痛剂

冬青精油的组成成分超过90%为水杨酸甲酯，主要作用于肌肉和骨骼系统，止痛效果快速。冬青能表现出极为显著之止痛及抗发炎效果，其作用类似可的松（Cortisone）可缓解发炎症状（红、肿、热、痛）。

实际案例

35岁的陈小姐，多年来穿高跟鞋上班，足部早有蹞趾外翻的现象。这一年来开始每天慢跑的习惯，每个月至少跑一次全马，但最近走路痛到不良于行，就医检查发现原来是蹞趾外翻处发炎所致。诊疗期间，观察到她脚板较宽，但长期穿狭长型的高跟鞋工作，足部在长期挤压下导致蹞趾外翻。我以针灸治疗，并请她每天用冬青、蓝艾菊、薄荷、乳香等精油涂抹按摩局部，同时改穿宽版的鞋子。现在疼痛已经消除，可恢复运动。

辨证适用精油

消炎止痛：冬青、德国洋甘菊、蓝艾菊、薄荷（一般外用法）；牛至（刺激性精油外用法）。
肌腱炎：柠檬草（刺激性精油外用法）；冷杉（一般外用法）。
软组织发炎、清除组织液：丝柏、葡萄柚（一般外用法）。
活血化瘀：乳香、没药（一般外用法）。

用法

适用精油选择1~3种，依照建议使用方法，将稀释过后的精油涂抹在肿胀的患处、脚背及脚底，每隔3~4小时就可抹1次，一天至少2~3次。

加强穴位按摩

- 太白：位于足内侧，足大趾后赤白肉际凹陷处，加强按摩，有助改善关节痛。
- 公孙、照海：沿着脚大蹞趾内侧缘、向脚后跟寻摸，针对位于人体的足内侧缘，当第一跖骨基底部的前下方的"公孙"；以及位于人体的足内侧、内踝尖下方凹陷处的"照海"，加强按摩。

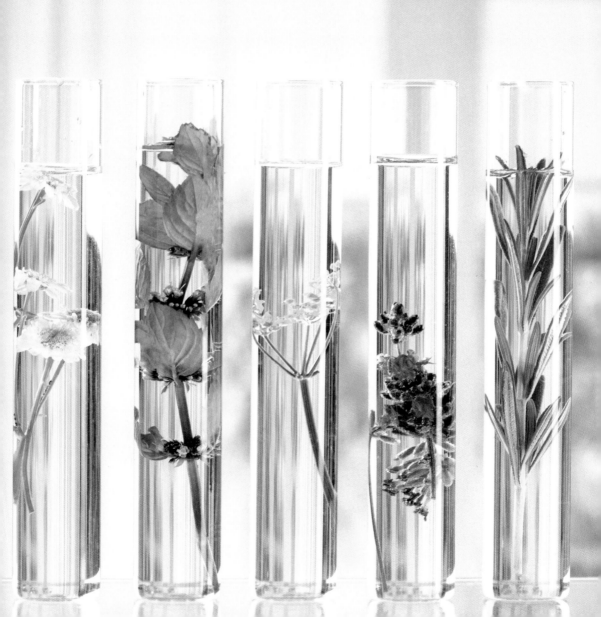

代谢症候群调理

Metabolic Syndrome Care

体内代谢功能异常，造成包括高血压、高脂血症（包含血中甘油三酯偏高、高密度脂蛋白胆固醇偏低等脂质代谢异常）、糖尿病、肥胖等病症；精油能行气活血、增强代谢功能，可运用于以下病症。

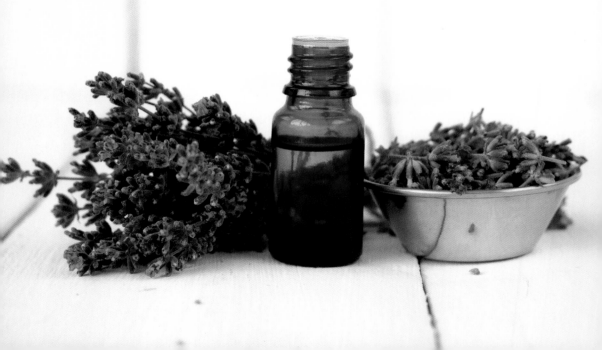

高胆固醇

现代人饮食摄取脂肪过多，胆固醇过高的群体也年轻化了。摄取过多湿热食物，血液中的胆固醇日积月累地沉积在动脉壁，造成动脉硬化，血压就慢慢升高。因此，高血压与高胆固醇关系密切。

高胆固醇与肥胖类似，以中医观点来看，都属于痰浊的堆积，身体的气机通畅才能够将痰浊代谢掉，所以要先增加体内血液循环；中年以后，要有运动习惯以及饮食管理，才能避免高胆固醇症。

实际案例

一名高中生患者在入学体检时，发现胆固醇高达250毫克/分升（总胆固醇的正常值130～200毫克/分升，平均约190毫克/分升），他满脸痤疮且长期便秘，平常三餐都是外卖，喜欢吃炸鸡喝饮料，几乎不吃蔬菜水果，白开水也喝得很少。因为他是年轻型的高胆固醇，必须通过节制及均衡饮食、多运动改善，我建议他以白开水为主，一天可以喝两杯柠檬、葡萄柚精油水（各两滴，加入300毫升的水，请参考"柑橘类精油内服法"），以增强体内代谢，胆固醇就可以得到控制。

 褚医生建议

现代饮食过度的精致化，美味的背后却隐藏着健康危机，通常高血脂群体，饮食中应该尽量避免烤炸类食物、动物内脏、蛋黄、肉类、奶制品、海产品等食物，更须避免过度肥胖、缺乏运动、长期抽烟、过量饮酒等情况，家族性的遗传基因加上不良的饮食习惯，可能造成罹患高血脂的风险增加。预防高血脂，应从日常生活的饮食、体重控制、戒烟、运动同步进行调整，才能有效远离高血脂，促进健康。

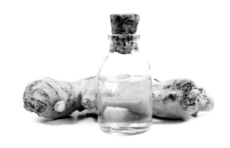

辨证适用精油

加强血液循环：生姜、柠檬草、马郁兰、黑胡椒、甜茴香（刺激性精油外用法）。

降胆固醇：柠檬草、胡荽、姜黄（刺激性精油外用法）。

化湿气、降痰浊，降低血脂：葡萄柚、野橘、柠檬（柑橘类精油内服法）；姜黄、胡荽（一般内服法）。

用法

1. 依照建议使用方法，将稀释过后的精油涂抹在腹部、头颈部、脊椎，每隔3～4小时就可抹一次，一天至少2～3次。

2. 依照建议之内服法，一天内服1～2次。使用内服法请参考注意事项。

❤ 高血压

一般来说，收缩压超过130毫米汞柱或舒张压超过80毫米汞柱就定义为"高血压"，大多数的高血压没有症状，多因血管壁慢慢堆积胆固醇或血管硬化造成，经常被人忽略，故被称为"隐形杀手"。

少数高血压患者会有头痛、头晕、头重、耳鸣、心悸、脖子僵硬疼痛、肩膀酸痛、面潮红、手足麻木等症状。中医可分为"阴虚阳亢""肝阳上亢""心火失养"以及"痰浊中阻、清阳不升"等证型。

"阴虚阳亢"者，因为肝肾之阴虚损，当情绪压力大或过度疲劳、熬夜时，血压上升较明显，常合并女性月经不调、不孕症，男性性功能障碍、口干口苦、便秘等症状。

若时常紧张、发脾气或熬夜、上夜班，导致肝火上升，发作时觉得眩晕、口干口苦，有头胀气上冲的感觉，则为"肝阳上亢"。

"心火失养"者，由于心情郁闷、心血内耗、头晕头痛、心烦失眠多梦，久之造成血压升高，严重会突然昏倒。

至于"痰浊中阻、清阳不升"的人，往往喜吃冰冷、寒凉、湿热油腻食物，久之就形成痰湿；长期缺乏运动，体内痰浊阻塞在脏腑、四肢，常伴随高胆固醇、肥胖、头部沉重、肢体酸痛麻木，痰浊严重引发眩晕，严重时会中风昏迷。

 褚医生建议

压力也是造成高血压的危险因子之一。压力可能来自于工作、学业或人际关系，因此舒压的第一步是认清压力来源，选择让自己放松的精油，如薰衣草、苦橙叶、桂花、岩兰草，熏香嗅吸；搭配舒压活动，例如打坐冥想、与亲友聊天、运动或是做自己喜欢的事，切勿放任压力在心中累积。此外，想要预防高血压，必须使自己拥有充足睡眠，避免过劳与熬夜，戒烟戒酒、低盐饮食。

辨证适用精油

阴虚阳亢：天竺葵、依兰、快乐鼠尾草、茉莉、檀香（一般外用法）。

肝阳上亢：佛手柑、罗勒、永久花、薄荷、野橘、罗马洋甘菊、快乐鼠尾草（一般外用法）。

心火失养：依兰、岩兰草、苦橙叶、乳香、没药、薰衣草、马郁兰、迷迭香、檀香（一般外用法）。

痰浊中阻、清阳不升：柠檬草、姜黄、黑胡椒（刺激性精油外用法）；广藿香、丝柏、胡荽、葡萄柚（一般外用法）。

用法

1. 将对症的精油，依照建议的用法涂抹在以下建议部位，并加强双手嗅吸法。针对"阴虚阳亢"者，涂抹在头颈部、胸口及脊椎；"肝阳上亢"者，则循着手少阳胆经、胸锁乳突肌一直到肩颈处按摩，加强风池；"心火失养"者，可涂抹在头颈部及脊椎、心区、胸口；"痰浊中阻、清阳不升"者，则可涂抹在头颈部、脊椎、腹部及胸口（膻中）。

2. 建议每隔3~4小时就可涂抹一次，一天至少2~3次。

一名36岁的上班族张小姐身材为苹果型，平常喜欢吃重口味的食物、喝甜的饮料，不喜欢运动，有严重的便秘，并且长期上大夜班工作。当温差大，早晚转凉的时候常头胀痛、头晕，发作的时候脸会潮红，一量血压果然发现血压值高达150/100毫米汞柱，她不敢相信自己会有高血压症状。因为肥胖、饮食习惯差以及缺乏运动，导致气血循环不良，体内气虚痰湿、血瘀堆积，当中枢系统侦测到身体循环不良，血压就升高。针对以上症状，我开立中药并请患者长期搭配精油，头部后颈抹马郁兰、薰衣草、胡荽、薄荷精油，并常喝葡萄柚精油水。约3个月后，其血压降为正常范围，头痛等症状也改善许多。

高血压眩晕急救精油

眩晕在高血压前期常发生，在眩晕症发作时，用马郁兰、薄荷、乳香精油按摩颈肩、胸背并抹在鼻前嗅吸，按压手上的内关穴，让血压稳定下来，降低危险。

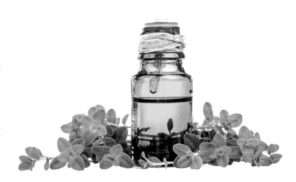

舒缓高血压有效穴位

- 风池：将稀释过的精油涂抹在头颈部，并加强按摩风池，一天至少2～3次。
- 百会：百会属于督脉，古人称它为三阳五会之所。它处在人体最高位置，在头顶正中线与两耳尖连线的交点处，按摩百会可以减轻高血压带来的头昏目眩等症状。另外还有四神聪，以百会为中心，前后左右各1寸。
  将拇指的掌侧端按压在百会及四神聪上，顺时针旋推10次。
- 肾俞：一天至少按摩2～3次。
- 膻中：位于两乳之间。往颈部由下往上来回按摩，畅通呼吸道到胸口。
- 太冲：肝阳上亢肝经很重要的穴位在脚背

的太冲，因为肝阳上亢型的人，气是倒冲上去，所以远端在脚底的地方，按摩使气往下，让上部的压力泄下。
- 高血压点：此穴位于脚的大踇趾趾根上、粗的横纹中央。
- 三阴交：位置在小腿内侧，足内踝尖上3寸，即四横指宽处，在踝尖正上方胫骨边缘凹陷中。是足少阴肾经、足厥阴肝经、足太阴脾经的交会穴，能够同时调补肝、脾、肾三脏，经常按摩此穴，有助于把血压降下来。
  用左手拇指按压右三阴交，先向左旋转按压20次，再向右旋转按压20次。然后，换右手按压左三阴交，方法相同。

糖尿病

糖尿病在中医属于"消渴症"的范围。中医认为，消渴多因饮食厚味，脾胃负担过大，加上情绪压力、嗜酒、纵欲等因素。有些人因先天体质因素，在年纪轻轻时就罹患糖尿病，此为Ⅰ型糖尿病；Ⅱ型糖尿病多为后天因素（如肥胖、缺乏运动、饮食失调）引起。糖尿病是个人体质加上生活习惯造成的。现代医学发现，70%的慢性疾病，包括糖尿病、心血管疾病、癌症、肥胖症、亚健康等，都与人体营养素摄取不均衡有关，进而常引发"隐性饥饿"的症状，最常见的隐性饥饿包含：缺乏矿物质（铁、碘、锌等）、缺乏维生素。要解决"隐性饥饿"，首先须做好饮食平衡；而精油疗法多从加强脾之代谢功能切入，帮助体内痰湿排出体外。使用胡荽、甜茴香、葡萄柚、柠檬、生姜、姜黄等精油，可加强脾胃功能，使代谢恢复正常。

消渴分上、中、下三消。内热主要在肺是上消，症状是口渴多饮；内热主要在胃是中消，症状是食欲旺盛、容易饥饿；内热主要在肾是下消，症状是频尿、尿量多，尿有甜味或尿浊；并不是每个患者都同时有三类症状，通常是通过检查血糖值过高来确诊。饮食是影响血糖高低的关键，因此，糖尿病患者应该长期坚守饮食控制的原则，而熬夜伤阴、纵欲伤肾也会加重本病。

糖尿病主要分为气阴两虚、湿热内蕴、肾阴亏虚三种证型。随着病情发展，渐渐出现瘀血阻滞。"气阴两虚"会有疲劳、口干舌燥、口渴、频尿、心悸失眠等症状。"湿热内蕴"多见于Ⅱ型糖尿病，脘腹胀满，头身困重，形体肥胖，易心胸烦闷，四肢倦怠，小便黄赤，大便不爽。"肾阴亏虚"以尿多为主，身形消瘦，头晕腰酸，性欲低下，口干舌红。

中医治疗以健脾温肾、清热生津、益气养阴为基本原则，再根据病变轻重，兼夹湿、痰、瘀等予以清热泻火，祛湿、化痰、通络活血等方法，中医有言"上工治未病"，糖尿病重在预防，症状未显时即能防患于未然。

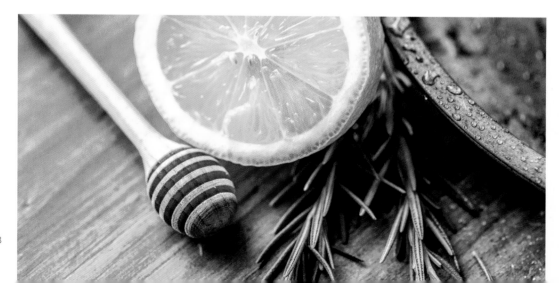

一名50岁男性，多年前抽血检查，血糖偏高（空腹＞200毫克/分升），糖化血色蛋白7.8%（HbA1c；正常值为4%～6%，糖尿病人宜控制在7%以下），有糖尿病家族史，父亲及兄弟皆是糖尿病患者；父亲因糖尿病重症，洗肾多年，最终因肾衰竭去世。

他寻求中医治疗，我予以调理其脾湿肾虚的中药，并建议他使用葡萄柚、胡荽、杜松、甜茴香等精油，调整饮食习惯并加强运动，也因此，他的体重减轻了5千克，空腹血糖皆控制在100毫克/分升上下，糖化血色蛋白也在6.0%上下，症状稳定。

褚医生建议

现代人常把饮料代替水喝，糖分及其他加工食品摄取过多，都会造成血糖值或糖化血色蛋白的超标。要想远离糖尿病的体质，在饮食上要减少糖分、淀粉摄取，增加蔬菜、豆制品、乳类、肉类等营养，控制好体重，维持身体的代谢平衡。

辨证适用精油

气阴两虚：西洋蓍草、迷迭香、天竺葵、尤加利（一般外用法）。

湿热内蕴：胡荽、肉桂、姜黄、甜茴香（刺激性精油外用法；内服法）；薄荷、绿薄荷、葡萄柚、柠檬、丝柏（一般内服法）。

肾阴亏虚：天竺葵、依兰、茉莉、杜松（一般外用法）。

用法

建议依使用方法涂抹在腹部区增加代谢，一天至少2～3次。内服法之禁忌，请参考内服法注意事项。

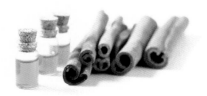

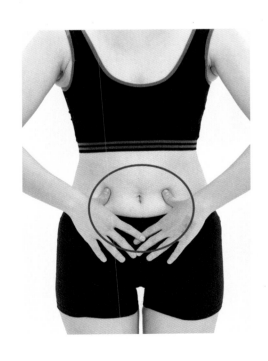

肥胖

嗅吸　**外用**　内服

在台湾地区，过去只有特殊节日才会有丰盛的饮食，而现在几乎餐餐丰盛；而肥胖不仅影响身体循环代谢，也容易导致高血压、糖尿病以及其他慢性病。

要知道自己是否过胖，必须先测量自己的"体脂肪"，男生正常体脂率在15%～25%，女生在20%～30%，体脂率会随年龄增加而增加；成年男子的体脂率超过25%，成年女子超过32%，就达到医学上所谓的"肥胖"。瘦小的人若不运动或常摄取高热量食物，体内还是会囤积很多脂肪，体脂率也会偏高。

以中医观点来看，肥胖的证型可分为四类。

胃热型肥胖：食量大，很容易饥饿，暴饮暴食，喜食重口味如烤炸辣物、甜食、冰品饮料。常伴随口疮、怕热、牙龈浮肿、皮肤容易出油、痔疮、便秘或痔疮便血，有脓疱型的痤疮等症状。

气血虚弱型（虚劳型肥胖）：皮下脂肪松软、疲倦、稍微动就喘，多汗、头晕、想吐、胸闷呼吸不顺、容易水肿（脸部或上半身）、心悸，手脚冰冷；月经来时，量少色淡，月经淋漓不净等症状。

脾虚痰湿型（水肿型肥胖）：倦怠疲劳，四肢沉重，下半身肥胖，肠胃胀气，大便黏或腹泻，喝水过多或摄取过多盐分，导致水分滞留体内易水肿，喉中夹痰、恶心，皮肤易出现湿疹、水泡。

肝肾两虚型（熬夜型、更年期肥胖）：常见于40～50岁的中年男子和接近更年期的女性，随着年纪增长，体重一直上升。也见于经常熬夜或夜班的群体，其全身组织松垮，腹部出现厚重脂肪，常合并高血压、糖尿病、脂肪肝等慢性病。

褚医生建议

现在以中医调理减肥的人很多，我会依体质开立适合的中药方，特别叮嘱患者一定要配合多运动、多喝水、晚餐少吃，忌食油炸、甜腻的食物。若你是属于全身都胖、皮下脂肪组织松软者，可以透过精油代谢体内多余脂肪及水分；若是属于四肢纤细、只胖肚子的内脏型肥胖者，可先涂抹精油在肥胖处，再进行各种运动，效果更好。

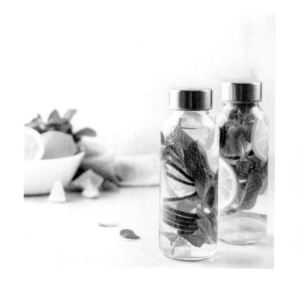

实际案例

　　一名30岁的美发师刘小姐，身高160厘米，体重80千克，她的体脂率高达37%，远超过标准值。观察她的体型皮下松软，经常恶心想吐、头晕，属于脾虚湿重型；原来刘小姐平常爱吃面食、甜点配饮料，平时都很晚下班，有吃夜宵的习惯，加上缺乏运动，体内堆积许多脂肪。我以健脾化湿的中药调理，并辅以葡萄柚、生姜、粉红胡椒、甜茴香等精油加强气血循环，控制淀粉类食物及饮料并加强运动，大约3个月后，刘小姐的体重减轻15千克，体脂肪也下降了，不只精神比以前好很多，连月经周期都比较准时了。

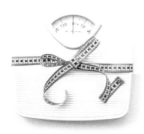

辨证适用精油

胃热型肥胖：薄荷、柠檬、葡萄柚（一般外用法；一般内服法）；柠檬草（刺激性精油外用法）。

气血虚弱型：迷迭香、薰衣草、野橘、岩兰草、乳香、檀香木（一般外用法）等。

脾虚痰湿型：葡萄柚、丝柏、广藿香、罗勒（一般外用法；光敏性精油外用法；一般内服法）；黑胡椒、生姜、甜茴香、粉红胡椒、姜黄（刺激性精油外用法；刺激性精油内服法）。

肝肾两虚型：杜松、葡萄柚、天竺葵、丝柏、快乐鼠尾草（一般外用法；光敏性精油外用法）；肉桂、甜茴香（刺激性精油外用法）。

加强按摩的经络

- 足太阳膀胱经：可加强体内水分的代谢。将稀释过后的精油涂抹在足太阳膀胱经，一天至少2～3次。

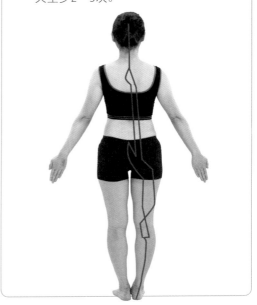

用法

1. 胃热型肥胖

　①依一般外用法、刺激性精油外用法两种使用方法，涂抹在全腹部，包含侧腰部、下肢以及脂肪较多处。

　②依一般内服法使用。

2. 气血虚弱型，依一般外用法涂抹在全身脂肪较多处。

3. 脾虚痰湿型

　①依一般外用法、刺激性精油外用法等方法涂抹在全腹部，包含侧腰部、下肢以及脂肪较多处。

　②依一般及刺激性精油内服法使用。

4. 肝肾两虚型，依一般外用法、刺激性精油外用法等方法涂抹在全身脂肪较多处，并加强涂抹腰部及下半身。

自主神经失调调理
Dysautonomia Care

自主神经失调可以说是新兴的"文明病"，症状从心悸、恐慌、焦虑、失眠各种轻症，逐渐演变成重症，开始影响生活、工作及人际关系。一般来说，自主神经失调是来自情绪压力、生活作息失调，有些是来自体内激素失调。

精油具有安神、提振、平衡神经系统的功能，非常适合运用在自主神经失调上，使情绪平衡、提升脑部功能。

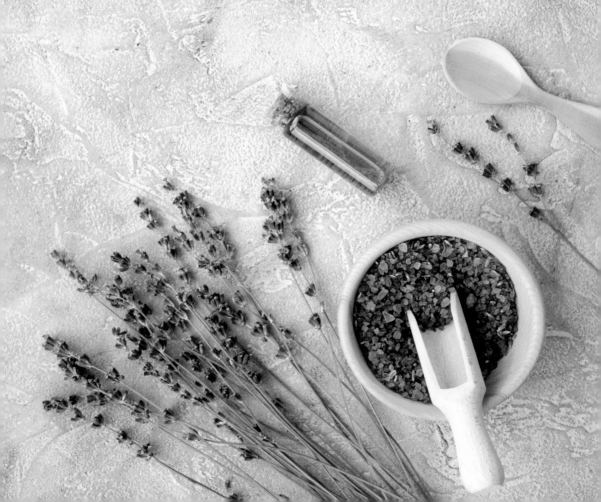

心悸（恐慌症）

常有人莫名感觉心跳加速、心脏快速强力收缩，紧张地突然间颤一下，心悸发生时，会呼吸急促、带来恐慌感，但到医院检查大部分没有异常。其实，这是自主神经失调的症状之一。容易发生心悸的人，通常是交感神经比较亢奋，因此常出现在急性子或忙碌紧张的人身上，有些人会合并心脏二尖瓣脱垂或是甲状腺功能异常。在中医观点上，就是所谓心气虚、心血不足、心血瘀滞、痰火扰心型的人。

"心气虚"者，会有心悸、心神不宁，容易疲累等症状；"心血虚"者，则常见脸色苍白、头晕、心烦不寐、手足无力、精神不振；而容易受惊吓、胆小紧张型的人，属于"惊恐扰心"；至于"心血瘀滞"，会有心区固定点的疼痛、胸闷、胸痛，甚至蔓延至肩背、手臂的状况；"痰火扰心"，则为虚火型，较难入眠、容易烦躁，易有口疮舌疮、口苦、失眠、流鼻血等症状。

褚医生建议

精油用在缓解心悸上，有立竿见影的效果，每天2～3次，以精油涂抹心经及心包经的循行部位，并时常嗅吸，可促进血液循环，改善心律不齐的症状。此外，日常要避开咖啡、茶饮等含咖啡因的饮品、刺激性的饮食，并且保持心情放松，多运动缓解压力，才是治愈的根本。

实际案例

近年来，心悸的临床案例增加，且大多都是高度压力型的人。曾经有位50岁的男性主管，在他人生事业高峰时，只要在开会或开车时，常发生心悸、出汗，感觉呼吸急促、喘不过气，就像要晕倒，眼前一片黑暗，这被西医诊断为恐慌症，虽然服用抗焦虑剂之后发作减缓，但每当停药时就反复发作。之后到我的门诊，使用中药治疗及精油疗法，我建议他白天使用迷迭香、薄荷、野橘精油提振脑力；晚上使用苦橙叶、薰衣草、岩兰草、马郁兰精油来安神舒压；同时运动、放松和自我调适，现在已经几乎不会发作。

辨证适用精油

心气虚：薰衣草、乳香、西洋蓍草、迷迭香、马郁兰、苦橙叶（一般外用法；嗅吸法）。

心血虚：岩兰草、橙花、檀香（一般外用法；嗅吸法）。

惊恐扰心：依兰、香蜂草、快乐鼠尾草（一般外用法；嗅吸法）。

心血瘀滞：乳香、永久花、马郁兰、古巴香脂（一般外用法；嗅吸法）。

痰火扰心：甜橙、薄荷、永久花、苦橙叶（一般外用法；嗅吸法）。

用法

1. 精油依建议使用方法，涂抹于胸口、头部、肩颈、脚底部位，并加强嗅吸。
2. 按摩双手的手臂内侧之心经与心包经的循行部位。接着，顺行按摩手掌劳宫，这是心脏的反射点。

失眠

　　失眠是现代人常见症状，轻者睡眠品质不佳，不易入睡或是浅眠易醒；重者彻夜难眠，严重影响生活及身体机能。依中医观点，失眠分为虚证的"心肾不交""心脾两虚"，以及实证的"肝郁化火""心火炽盛"，皆可随证以精油调理。

　　心肾不交型：难以入睡、彻夜难眠，合并头晕耳鸣、潮热盗汗、健忘、多梦、腰膝酸软、男性遗精。

　　心脾两虚型：身体很疲累但睡不着，思虑过度，浅眠多梦、心悸、健忘、头晕、脸色苍白等症状。

　　肝郁化火型：常发生在晚睡、夜班工作者，有口干口苦、眼睛充血、性情急躁、暴躁易怒、头晕脑涨等症状。

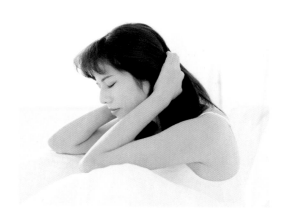

　　心火炽盛型：多梦、心烦不眠、脸潮红、口干舌燥、小便色黄、大便偏硬、舌尖红、舌炎等症状。

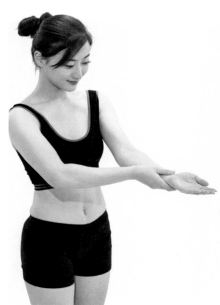

辨证适用精油

心肾不交型：依兰、玫瑰花、茉莉、橙花（一般外用法；嗅吸法）；肉桂（刺激性精油外用法）。

心脾两虚型：薰衣草、岩兰草、檀香、依兰、乳香、苦橙叶、马郁兰（嗅吸法；一般外用法）。

肝郁化火型：薄荷、苦橙叶、佛手柑、罗马洋甘菊、玫瑰、快乐鼠尾草（嗅吸法；一般外用法）。

心火炽盛型：薰衣草、罗马洋甘菊、永久花、苦橙叶（嗅吸法；一般外用法）。

用法

1. 精油依建议使用方法，涂抹于耳后、头部、胸口、脚底部位，并加强嗅吸。
2. 按摩手臂的心经及心包经循行路径，尤其是"神门"，有助安神好眠。

神门

有位长期吃安眠药的老人家，几十年来吃到连睡觉前做的事情都不记得的程度。举例来说，自己去煮夜宵吃，第二天早上起来还责怪家人把厨房弄得乱七八糟。长期失眠，已经造成他脑部退化，甚至发生初期阿尔茨海默病。这在中医诊断上属于"心脾两虚"，于是开立安神中药及建议使用乳香、迷迭香、若兰草、苦橙叶等精油一起治疗。这几年，此位患者的安眠药已经可以减量，脑部退化的状况也减缓。

褚医生建议

失眠是长期情绪累积的结果，想要改善失眠，必须从调整病因做起。失眠的人大部分个性急躁、自我要求很高，或者作息不正常，导致生理时钟紊乱，脑内褪黑激素分泌失调。一旦我们逆着自然规律生活，自主神经就容易失调。最好的预防方法是不要累积导致失调的病因，当负面情绪来临时，要适度放松，这恰巧就是精油疗法的强项。保持作息规律正常，尽量避免过度摄取提神、刺激的饮品，例如咖啡因、酒、茶、香烟等。

中医理论的"上耗心神、下吸肾精"这句话，解释了现代人长期劳耗心神，也容易造成性功能障碍、月经失调以及不孕症的状况，因此，心神耗弱、睡眠品质不好是许多疾病的根源。

另外一位年轻女性，因为完美主义者，凡事都放在心上，情绪压力大，睡觉前常精神亢奋，脑中事情转不停，躺着1～2小时才能入眠，入眠后也很容易醒来，浅眠多梦。一开始安眠药吃的是轻剂量，但后来剂量越来越重，最严重时甚至要吃到管制级的精神科用药，最后还是无法上班，只好待业在家。依诊断，这位患者属"肝阳上亢、心肾不交型"，我以中药调整，并请患者辅以苦橙叶、快乐鼠尾草、若兰草等精油，现在已经不用吃这么重的药量，头脑也比较清楚了。

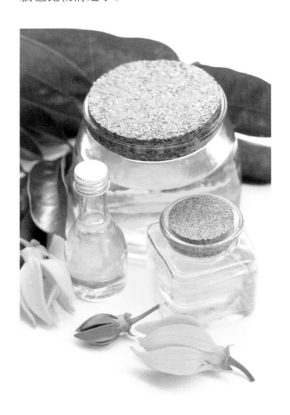

耳鸣

耳鸣是指耳内自觉发出高频率或是轰轰的声音，可能只有一耳听到或两耳皆听到。耳鸣常常会越来越严重，有些耳鸣患者会因此影响睡眠或精神难以集中，若是不加诊治，甚至可能导致耳聋。

耳鸣可分成几种，中老年人大部分是耳神经退化产生的耳鸣。中医说"肾开窍于耳"，所以肾阴虚的人常出现耳鸣；有些耳鸣则是中耳感染所造成的后遗症，或是长期暴露于噪声大的环境而造成。急性耳鸣是可以治愈的，应积极治疗，并减少长期处在噪声的环境中。

实际案例

有一位10岁的男孩，一次重感冒后就开始中耳炎反复发作，每次都是使用抗生素治疗，等症状好些，过一段时间再次复发，妈妈发现他的听力越来越差，孩子也一直觉得耳朵发出吱吱叫的声音。后来，我通过精油疗法和中药、针灸治疗，针灸疗程停止后，妈妈仍持续在家帮他用罗勒、乳香、永久花精油按摩耳周。我指导他妈妈多加强耳前耳后的按摩，大约1个月后，男孩听力恢复，也不再反复罹患中耳炎。

> **乘飞机会耳鸣，也可涂抹精油舒缓**
> 乘飞机时，常有人会因为高度和舱压而引起耳鸣，可以利用罗勒、永久花、乳香精油，涂抹耳周促进血液循环，让我们在旅程中，使耳朵适应度较好，当耳内平衡可以适应舱压，就能减少耳鸣发生。

 褚医生建议

耳鸣通常是长期体质偏虚后，或中耳炎反复发作所造成的结果，与许多内在因素有关。"肾开窍于耳"，手足少阳经的循行都经过耳，因此耳鸣多因"肾精亏损"以及"肝胆火上亢"引起；若耳鸣日久，则会造成"气滞血瘀"。所以要改善耳鸣，需要养足肾的精气，同时调整作息、补充睡眠，适当运动，缓解压力。急性期的耳鸣是可以治愈的，需要调整体质，加上用精油疏通耳部循环，使听神经恢复功能。建议及时治疗，以免日久持续退化，影响听力。

辨证适用精油

肾精亏损：依兰、天竺葵、茉莉（一般外用法；嗅吸法）。

肝胆火上亢：罗勒、永久花、佛手柑、薄荷（一般外用法；嗅吸法）。

气滞血瘀：乳香、古巴香脂、永久花、马郁兰（一般外用法；嗅吸法）。

用法

1. 精油依建议使用方法，涂抹于耳后、头部、胸口、脚底部位，揉耳周、耳蜗、外耳、耳前、耳后，并加强嗅吸使用。
2. 加强手少阳三焦经及足少阴肾经循行部位的按摩，特别是加强听宫及翳风的按摩。

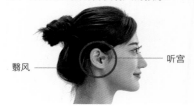

翳风　　　　　　　　　　　听宫

外感头痛

嗅吸　外用　内服

"外感头痛"依外邪分类为：风寒、风热及风湿，也就是受外界气候所影响，如冬天的寒流或夏天的暑热、下雨的湿气等。中医讲究扶正去邪，若平常免疫平衡，自然就不会受到外邪感染。因此，平常要维持自身的免疫平衡，建议多使用柑橘类精油，因为柑橘类精油含有较多的单萜烯、倍半萜类及单萜酮等成分，具有调节免疫力的功能。

常见的外感头痛，有以下类型。

风寒型头痛：伴随头部紧痛、发冷畏寒、发烧无汗、骨头酸痛、流清涕、鼻塞、唇色发白、食欲不振等症状。

风热型头痛：伴随头部胀痛、身体发热有汗、喉咙肿痛、痰黄、口渴等症状。

风湿型头痛：伴随头部胀闷、肌肉酸痛、腹泻、恶心等症状。

中暑型头痛：中暑会引起全头胀痛，尤其是后脑到脖子会胀痛、身热多汗、呼吸急促、口渴但喝水不易解渴，严重者产生热衰竭等症状。

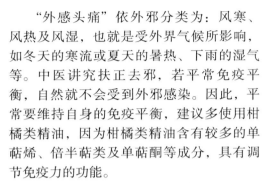

褚医生建议

外感头痛属于急症，精油作用速度快，应立即使用精油缓解症状，并增加使用频率，每两小时使用一次，并依不同证型选择精油，将精油稀释涂抹于头部及脊椎两侧，需要时可在头颈部刮痧，加速外邪排出。外感时应多喝开水、适度休息，也可喝柑橘类精油水，提升抗病能力。

辨证适用精油

风寒型头痛：百里香、生姜、肉桂、山鸡椒（刺激性精油外用法）；迷迭香、冷杉、胡荽叶（一般外用法；嗅吸法）。

风热型头痛：尤加利、香蜂草、茶树、薄荷、薰衣草、玫瑰花（一般外用法）。

风湿型头痛：广藿香、豆蔻、野橘（一般外用法；嗅吸法）；生姜、胡荽叶（刺激性精油外用法）。

中暑型头痛：薄荷、尤加利、广藿香、薰衣草、德国洋甘菊、摩洛哥蓝艾菊（一般外用法；嗅吸法）。

用法

风寒型头痛：依建议的使用方法，抹在头痛、脊椎、小腿部位；或使用百里香、生姜各十滴，以热水泡澡至微汗出。

风热型头痛：依建议的使用方法，抹在头痛、脊椎、小腿部位。

风湿型头痛：依建议的使用方法，抹在头痛、腹部、脊椎、小腿部位。

中暑型头痛：依建议的使用方法，抹在头痛、肩颈部位；可在颈部及后背刮痧。

小提醒：以上的头痛证型，皆可以在背部"膀胱经"涂抹建议的精油，并加强疏通膀胱经，使外邪能够快速排出体外。

实际案例

一位55岁男性患者，因为头痛欲裂来就诊，有流鼻涕、后脑到头顶痛、畏寒、发烧（约38℃）、无汗等症状，脉象是浮紧脉。我问他前几天有没有出游，原来他前一天去登山，山上温度5℃，山下约20℃，身体无法适应；经过诊断为风寒型感冒。除了开立中药外，我建议以山鸡椒、尤加利、百里香精油熏香嗅吸；用生姜、丁香、迷迭香精油稀释涂抹头部、脊椎两侧及脚底，当天头痛症状马上解除，第二天烧就退了。

胆经头痛／太阳经头痛

头痛的发作受许多因素影响，有外感以及内伤等病因，对于各种头痛，中医强调祛除病因，调和气血，恢复脏腑功能，辨证时可参照头痛部位及经络循行，搭配精油使用。

胆经头痛就是俗称的"偏头痛"，大部分发生在个性急躁易怒、情绪压力大的人身上，发生部位在太阳穴、颞侧及耳后胆经循行部位，甚至身体侧边都很紧绷。

至于"太阳经头痛"，多受外邪（风、寒、暑、湿、燥、火）侵袭，或是由肩颈的经络气滞血瘀，造成头痛、肩颈僵硬，甚至痛连手臂。发生部位在头部后侧，肩颈会跟着僵硬疼痛。

辨证适用精油

胆经头痛：罗勒、马郁兰、薰衣草、薄荷、胡荽（一般外用法；嗅吸法）。

太阳经头痛：

①外邪侵袭：请参考"外感头痛"。

②气滞血瘀：马郁兰、乳香、西洋蓍草、薄荷、摩洛哥蓝艾菊（一般外用法；嗅吸法）；柠檬草（刺激性精油外用法）。

用法

胆经头痛：依建议的使用方法，把精油涂抹在后脑处及颈后，全头按摩，并针对疼痛、酸胀的地方加强按摩；另从胸口的膻中抹到咽喉处，再抹到云门（肩胛骨下）处按摩；加强嗅吸法。

太阳经头痛：依建议的使用方法，把精油涂抹在全头，针对疼痛、酸胀的地方按摩；并加强后脑处、颈后、脊椎处；加强嗅吸法。

小提醒：若有合并感冒症状，可多按摩膀胱经，及肺经的大椎至肺俞大范围位置。

实际案例

胆经头痛：一名上班族女性个性要求完美、作息不正常，入睡后多梦，常觉得脖子很紧，精神紧绷，休假也没办法放轻松。每到经期前几天就会开始头痛，经期头痛更剧烈，太阳穴阵阵抽痛，有时甚至眼眶痛。由于其体质属于肝气郁滞、夹血瘀，合并痛经、月经量少、有血块，经前可用佛手柑、薄荷、马郁兰、乳香精油加强疏肝理气。

太阳经头痛：一名中年女性某天一觉醒来，脖子僵硬，左右转动困难，后脑头痛，也有鼻塞、流鼻涕的症状。就诊后，我诊断是因为夜间冷气太强，电风扇直吹头部，导致风寒从背后的太阳经侵入体内；尤其是头部及脖子受凉，血液循环阻滞，导致出现肌肉僵硬、头痛及呼吸道的表征，我建议她使用迷迭香、生姜、山鸡椒精油稀释来按摩头、颈部，症状随即缓解。

 褚医生建议

偏头痛是临床常见症状，有些是急性发作，但更多是惯性头痛；无论是哪一种，精油都可以非常快速地缓解头痛。然而，关键是需要"及时处理"和"增加频率"。急性头痛发生时，及时抹上精油，不要等到头痛欲裂甚至呕吐才处理；间隔1～2小时就可以抹一次，甚至可选择不同精油交替使用，直到缓解为止。

厥阴头痛／痰浊头痛

"厥阴头痛"发生部位多在头顶，常伴有干呕、吐涎沫或四肢冰冷、胸脘不适、头晕、目眩等症；这类的头痛通常病程较长，有些人会合并高血压、梅尼尔氏症等，需要平时就持续使用精油保健。

至于"痰浊头痛"，指的是痰浊上蒙型的头痛，症状为偏侧头痛，有昏懵感，这类患者常见有饮食重口味，爱吃炸物以及甜食，爱喝饮料（尤其冷饮），容易觉得肚子胀胀，胸闷、恶心感。此类型的人时便秘时腹泻，越吃重口味、食欲越亢；女性常伴随白带增多，较易罹患子宫肌瘤。

由于这是脾胃功能失调所致，脾胃易

褚医生建议

常喝冰凉的饮品会造成血管收缩，原本肩颈容易疲劳、压力大的人，血液循环就会雪上加霜，更加不通畅。不通则痛，引起的头痛频率更高，所以要避开生冷、冰凉的饮料及属性偏寒凉的食物，例如瓜类、橘子、生菜、生果蔬汁、柠檬汁、苦茶等。

消化不良，食物阻塞在胃肠道，导致气逆上冲到头部，因此，有些人会合并胃食道逆流的症状，喉咙有很多痰。另外，这类头痛常有胀闷感，所以有些人吃饱后会有头闷胀、想睡觉的感觉。

实际案例

一位年轻男性从事建筑业工作，长期在炎热环境工作；一到夏天，每天都要喝大量的冰水、饮品。最近，他常觉得喝完饮料后就会头胀痛，也会胸口闷痛、胃酸逆流，常常腹泻，皮肤发湿疹。这是因为过度饮冷，导致食道到胸口、下至脾胃的经络寒凝，造成血液循环不通，气无法上行到头部，所谓不通则痛，所以头部会胀闷疼痛，且生冷、冰凉的饮料及冰品易生痰湿，所以会引发腹泻及湿疹。我建议他将薄荷、野橘、广藿香精油稀释，从胃部往上涂抹到喉咙及头部，同配方也可以使用"内服法"，症状很快就缓解了。

辨证适用精油

厥阴头痛：胡荽、罗勒、薄荷、甜茴香、豆蔻、野橘、乳香、永久花（一般外用法；嗅吸法）。

痰浊头痛：罗勒、甜茴香、豆蔻、野橘、葡萄柚、绿薄荷、柠檬（一般外用法；一般内服法；嗅吸法）；生姜（刺激性精油外用法；内服法）。

用法

厥阴头痛：依建议的使用方法，把精油涂抹在头部巅顶或是全头部按摩，针对疼、酸、胀的地方加强按摩；可从胸口膻中涂抹到胃脘部按摩。

痰浊头痛：依建议的使用方法，把精油涂抹在全头部按摩；可从胸口膻中，涂抹到胃脘部、腹部按摩。

自主神经系统的中医植物精油疗法

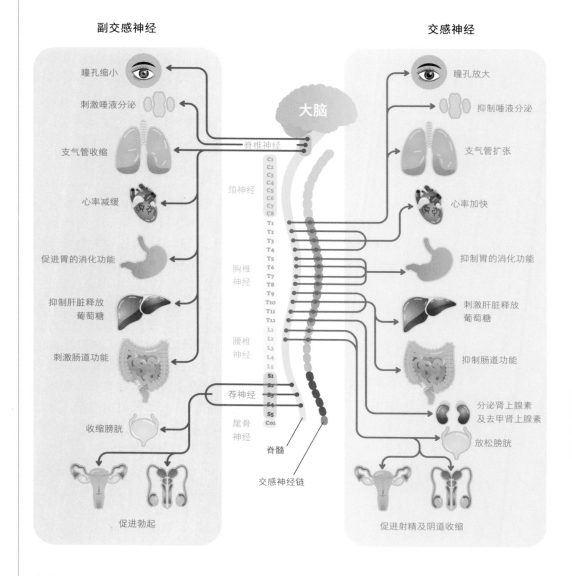

副交感神经

瞳孔缩小

刺激唾液分泌

支气管收缩

心率减缓

促进胃的消化功能

抑制肝脏释放
葡萄糖

刺激肠道功能

收缩膀胱

促进勃起

交感神经

瞳孔放大

抑制唾液分泌

支气管扩张

心率加快

抑制胃的消化功能

刺激肝脏释放
葡萄糖

抑制肠道功能

分泌肾上腺素
及去甲肾上腺素

放松膀胱

促进射精及阴道收缩

大脑

脊椎神经

颈神经
C1 C2 C3 C4 C5 C6 C7 C8

胸椎
神经
T1 T2 T3 T4 T5 T6 T7 T8 T9 T10 T11 T12

腰椎
神经
L1 L2 L3 L4 L5

荐神经
S1 S2 S3 S4 S5 Co1

尾骨
神经

脊髓

交感神经链

自主神经是无法用意志力去控制的，所以称为"自主"神经系统。它全自动地操控着人体，沿着脊髓神经像大树枝干一样，分布到全身各个内脏及血管，负责身体自主的生理功能，如心跳、血压、脉搏、呼吸、胃肠蠕动等生理活动。

自主神经系统的类型

主要分为交感神经系统和副交感神经系统。交感神经和副交感神经在平衡的状态下，应该此消彼长，如同太极的阴阳运作，使人体内脏器官维持正常运作。交感神经如同开车踩油门，那副交感神经就如同开车踩刹车，二者交替运作。

"踩油门"的交感神经

使身体处于备战状态，负责应付外来紧急状态，如压力、突发状况等，会刺激肾上腺素分泌，导致心跳加快、血压升高、肌肉收缩、专注力提升、减少唾液分泌等。

"踩刹车"的副交感神经

与交感神经的作用相反，让身体器官进入休养及修复状态，主要作用有抑制心跳、血压，使呼吸平缓，降低能量消耗等。

自主神经失调

自主神经系统会受到情绪状态、生活作息以及刺激性食物等因素影响。当一个人长期处于高压紧绷或低潮抑郁的状态，或是长期日夜颠倒，以及过量食用刺激性食物（如提神饮料、烟、酒、咖啡、茶饮等），自主神经的运作就会慢慢失调，产生以下症状。

部位	症状
头部	头痛、头晕、头胀重、头部发麻、发热感、眼睛干涩疲劳、泪眼、视力模糊等
情绪	睡眠障碍、恐慌、焦虑、抑郁、注意力不集中、记忆力减退、食欲、性欲减退、倦怠疲劳、全身无力、提不起劲等
咽喉	咽喉异物感、卡痰、异常咳嗽
四肢	肌肉僵硬酸痛、手脚发麻、发抖、感觉异常、发冷或发热、肌肉不自主跳动
呼吸道	胸闷、胸部压迫感、呼吸困难、肋间神经痛、不自主深呼吸或叹气、过度换气症候群等
心血管系统	心悸、心跳加速、心脏无力感、血压起伏、头昏眼花、脸部潮红燥热等
消化系统	腹胀腹痛、胃痉挛、恶心呕吐、胃酸反流、便秘或腹泻、肠燥症等
膀胱	膀胱过动症、尿频、排尿后不适感、残尿感、尿床等
生殖系统	性功能障碍
皮肤	多汗或不出汗、皮肤干燥发痒、皮肤发热或发冷
免疫系统	长期自主神经失调会导致免疫系统的破坏，产生如干癣、红斑狼疮、类风湿性关节炎等免疫系统异常疾病

1. 用于心经与心包经的精油组成成分，具镇静、助眠之功能，能够宁心安神，让紧张的情绪放松，并保养心血管、调整心脏节律。

2. 自主神经系统虚性亢奋时，用含阴性成分如酯类、苯基类的精油，能够让神经放松，达到宁心安神、稳定神经系统的功效。例如酯类——少阴经、厥阴经及相关经络调养：

   • 归经特性：调养少阴心经、肾经；厥阴心包经、肝经；对该精油之其他成分所归经络也有调养、舒缓的标靶效果。展现阴性特质，具有宁心安神、滋补肾气、疏肝理气、滋养肝阴等作用。

   • 生理功能为抑制（调养）：镇静、镇痛、抗发炎、抗痉挛、肌肉松弛、平稳心血管系统、降血压、止血、亲肤、抗细菌、抗病毒、抗真菌、平衡神经系统、抗黏液过多、促进血清素分泌。

   • 心理功能为稳定：镇定、稳定心神、平静放松、冷静、舒缓、平稳过渡的喜、愤怒、恐惧情绪。

3. 当心情及身体处于疲惫沮丧时，含阳性成分如单萜烯、酚类、醛类的精油，能够激励、振奋身心，使疲惫的心灵得到正向能量。

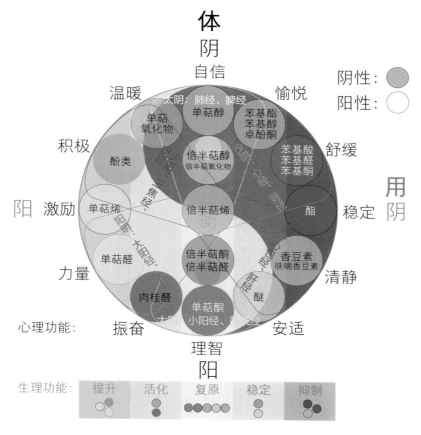

4. "褚氏太极"中倍半萜相关成分，具有平衡阴阳的通性，可全面地平衡身心，带来动静皆宜的情绪状态，双向平衡交感及副交感神经系统。

   如倍半萜烯类——全面平衡。

   - 归经特性：整体阴阳平衡，均衡稳定、温和地协调全身经络。
   - 大脑是人体统筹全面平衡的最重要部分，倍半萜烯能通过血脑屏障，作用于大脑边缘系统，特别是影响杏仁体与垂体边缘，增加脑部供氧，提升脑内啡肽及神经传导物质的分泌量；影响边缘系统杏仁体，进而影响情绪创伤之累积与释放。
   - 心理功能为平衡：神经系统平衡、不卑不亢、稳定的内在自我。
5. 褚氏太极外围，代表每一种精油成分带来的心理功能，显示出其对平衡自主神经系统的特定效果。

通过嗅吸，快速影响大脑作用，改变身心状态

精油芳香分子经嗅吸入鼻腔后，会被上皮细胞所吸收，进入血液循环，而嗅觉神经细胞会通过筛状板将信号传递到嗅球，嗅球将这些信号传递到大脑边缘系统的杏仁体和海马体，进而影响身体的本能行为，如睡眠、性欲、食欲、情绪反应以及记忆等。当传导到与大脑边缘系统神经联络紧密的下丘脑及大脑新皮质，进而会影响自主神经系统、内分泌系统及内脏的作用，因此，生理机能、免疫功能及大脑活动也会受到嗅吸的影响。

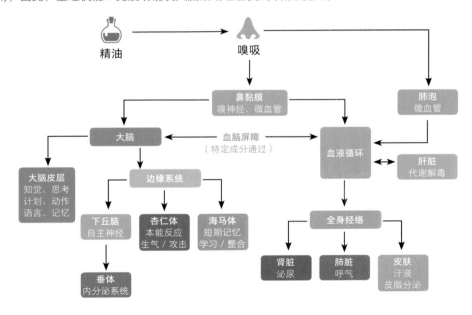

建议可使用精油熏香器扩香，或把精油滴在手心后，搓揉手心，双手靠近口鼻嗅吸。

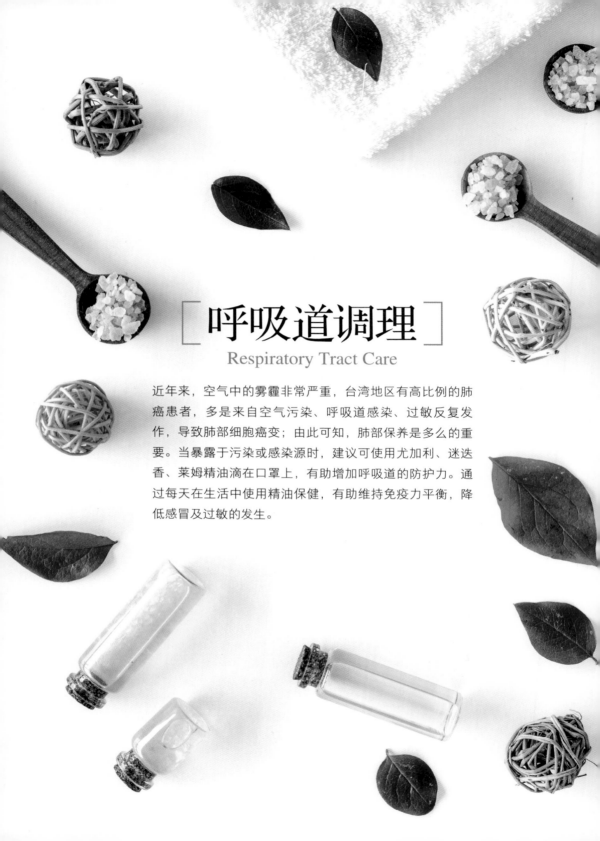

呼吸道调理

Respiratory Tract Care

近年来，空气中的雾霾非常严重，台湾地区有高比例的肺癌患者，多是来自空气污染、呼吸道感染、过敏反复发作，导致肺部细胞癌变；由此可知，肺部保养是多么的重要。当暴露于污染或感染源时，建议可使用尤加利、迷迭香、莱姆精油滴在口罩上，有助增加呼吸道的防护力。通过每天在生活中使用精油保健，有助维持免疫力平衡，降低感冒及过敏的发生。

一般感冒

"一般感冒"的病原体是腺病毒、呼吸道融合病毒等，当身体的卫气不足、免疫力下降时，受到冷风、湿气、风热等外邪侵入，身体出现一些表征，如流鼻涕、畏风畏寒、头痛、咽喉痛等。除了解除表征以外，在这阶段使用柑橘类精油，还可以平衡免疫力、增加抵抗力。

辨证适用精油

疏散风邪：尤加利、柠檬草（一般外用法；嗅吸法）。

表散寒邪：百里香、生姜、桂皮、迷迭香、山鸡椒（刺激性精油外用法；嗅吸法）。

表解热邪：薄荷、茶树、薰衣草（一般外用法；嗅吸法）。

用法

如果是针对咽喉痛，可将精油涂抹在咽喉、双侧扁桃腺处、胸口或肺经循行部位。请依照上述建议方法使用；当症状较严重时，建议使用频率每2~3小时1次。

流行性感冒

流行性感冒（简称"流感"）是由流感病毒引起，和一般感冒不同之处是病势较急、高烧、肌肉酸痛、倦怠等症状较严重。每年都会有流感的高峰期，流感的传染力强，若周围有人得了流感，建议熏香精油来预防被感染；如果已经得了流感，无论是服用中药还是西药，都可以在吃药的间隔中，针对不同的病因及症状，搭配使用精油。

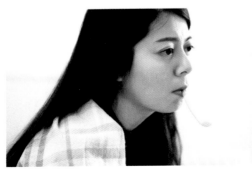

辨证适用精油

发烧、咽喉痛、身热口渴：薄荷、茶树、尤加利、莱姆等（熏香法；口罩嗅吸法；一般外用法）。

发烧、咽喉痛、畏寒口不渴、无汗：百里香、香蜂草、肉桂、广藿香、山鸡椒等（熏香法，一般外用法）。

肌肉酸痛：罗勒、胡荽（一般外用法）。

咳嗽：尤加利、薰衣草、香蜂草（熏香法；口罩嗅吸法；一般外用法）。

化痰：迷迭香、野橘、尤加利、豆蔻（一般外用法）。

上吐下泻：广藿香、牛至、胡荽（内服法）。

用法

请依照建议方法使用，涂抹在喉咙、胸口、背部、小腿、脚底或肺经循行部位。

咽喉炎、扁桃腺发炎

咽喉肿，单纯咽喉或是喉咙两侧的淋巴结、扁桃腺肿，会伴随声音沙哑、咽喉痛的症状。有三种类型：肺热型，有咽喉肿痛、身热口渴、痰黄等症状；肺寒型，有咽喉肿痛、畏寒、口不渴、痰清等症状；咽喉水肿型，会发生吞咽有异物感、声音沙哑、痰多、咽喉不甚痛等症状。

辨证适用精油

肺热型：薄荷、莱姆、茶树、尤加利、薰衣草（一般外用法；嗅吸法）。

肺寒型：百里香、山鸡椒、丁香、肉桂、生姜、迷迭香（刺激性精油外用法；嗅吸法）。

咽喉水肿、痰多：佛手柑、丝柏、野橘、豆蔻、广藿香（一般外用法；嗅吸法）。

用法

1. 肺热型、肺寒型：涂抹咽喉、双侧扁桃腺处及胸口、背部或肺经循行部位。
2. 喉咙水肿、痰多：抹咽喉、双侧扁桃腺处及胸口、颈部或肺经循行部位。
3. 当症状较严重时，建议使用频率每2～3小时1次。

慢性呼吸道过敏

很多人都说"感冒已经好几个月了，怎么不好"，其实可能已经转变成慢性鼻炎或慢性咳嗽，这时候不能一直当作感冒来医，反而会造成免疫力下降。过敏与感冒很好分辨，假如症状是出现在某些时段，例如只有早晚咳嗽或流鼻涕，其他时间或太阳出来后就好了，那就是过敏症状；如果是感冒，通常症状变化较快，并伴随发烧、咳嗽、咽喉痛等，具有传染力，因此，只要多加观察自己或家人的状况，就能随时运用精油缓解症状。

过敏性鼻炎

"过敏性鼻炎"是接触花粉、尘螨、温差、食物、细菌等外因后，产生鼻子痒、眼睛痒、连续打喷嚏、鼻塞和流鼻涕，甚

辨证适用精油

鼻过敏、鼻子痒、打喷嚏：薰衣草、尤加利、香蜂草、麦卢卡、穗甘松、罗马洋甘菊、蓝艾菊（三种嗅吸法；一般外用法）。

鼻塞：冷杉、百里香、乳香（三种嗅吸法；刺激性精油外用法）。

流鼻涕：丝柏、雪松、冷杉（三种嗅吸法；一般外用法）；生姜、山鸡椒（三种嗅吸法；刺激性精油外用法）。

鼻窦炎（鼻涕黏黄、鼻窦酸痛）：百里香、茶树、迷迭香、牛至、尤加利（三种嗅吸法；刺激性精油外用法）。

提升免疫力：野橘、莱姆、柠檬、玫瑰、百里香、薄荷、薰衣草、迷迭香（三种嗅吸法；一般外用法）。

至有呼吸不顺畅、嗅觉减退、前额胀、耳内胀等症状；反复过敏后，鼻黏膜渐渐变得肥大或长息肉，容易造成呼吸不顺或睡眠呼吸中止症。

精油调理过敏性鼻炎，需从改善体质做起，并避免过大的温差、湿度以及尘螨。过敏症状主要表现在肺，肺主呼吸，因此嗅吸精油可由鼻黏膜吸收，直接进入肺部作用，达到抗过敏与抗发炎的作用。

慢性咳嗽

急性咳嗽常发生于感冒，这里要讨论的是慢性咳嗽。咳嗽3周以内为急性；3~8周为亚急性；若持续咳嗽超过8周，则称为"慢性咳嗽"。

造成慢性咳嗽最常见的原因包括鼻涕倒流、气喘、胃食道逆流等。而中医则分为肺气虚、肺气寒、肺燥、痰凝四型。

肺气虚型咳嗽：讲话时更咳，合并有痰、痰清稀、倦怠无力、胸闷多汗、食欲不佳等症状。

肺气寒型咳嗽：一咳就咳不停，有痰、痰清稀，吹风或遇冷空气会加重，还会畏寒、四肢冰冷等。

肺燥型咳嗽：咽喉干、痰少、咽喉痒就想咳嗽、口干舌燥、便秘、皮肤干燥等症状。

痰凝型咳嗽：喉咙卡痰就想咳嗽、痰黏、肠胃胀气、鼻塞、打鼾声大、大便软等症状。

实际案例

一位小学三年级的男孩，由妈妈带来就诊，她说孩子已经感冒3个月，也吃了3个月西药；男孩一直反复打喷嚏、流鼻涕、早晚常咳嗽、鼻子痒且时常揉眼睛，每天吃西药，胃口越来越差，瘦了很多。我问他妈妈："白天时，孩子有这些症状吗？"妈妈说只有早晚有症状。经过诊断，孩子是过敏性鼻炎及支气管炎，并非感冒，因此以补气健脾、疏风解表的方向调理，并建议使用尤加利、薰衣草、麦卢卡精油稀释，涂抹在鼻周按摩并嗅吸，也可以涂抹在上背部及腹部。现在他妈妈于睡前与早上起床时，都会为孩子涂抹精油，孩子的过敏性鼻炎症状已经缓解许多。

辨证适用精油

肺气虚型咳嗽：迷迭香、薰衣草、雪松、冷杉、侧柏、西洋蓍草（三种嗅吸法；一般外用法）。
肺气寒型咳嗽：百里香、山鸡椒、柠檬草、香蜂草、马郁兰（三种嗅吸法；刺激性精油外用法）。
肺燥型咳嗽：没药、檀香、岩兰草、罗马洋甘菊（三种嗅吸法；一般外用法）。
痰凝型咳嗽：雪松、丝柏、野橘、莱姆、苦橙叶、尤加利、佛手柑（三种嗅吸法；一般外用法）。

用法

依照建议方法使用，涂抹头部前额、鼻前（人中）、鼻翼（迎香）、咽喉及胸口或肺经循行部位。
呼吸道症状皆可使用熏香法、双手嗅吸法以及口罩嗅吸法。

［内分泌调理］

Endocrine Care

内分泌系统调控着人体的生理机能，然而内分泌系统容易受到情绪急躁、抑郁、思虑过度等因素影响，导致内分泌失调。许多女性月经失调、更年期障碍，乃至不孕症，都与内分泌系统失调有关。善用植物精油疗法，可以影响激素的分泌，进而平衡内分泌系统。

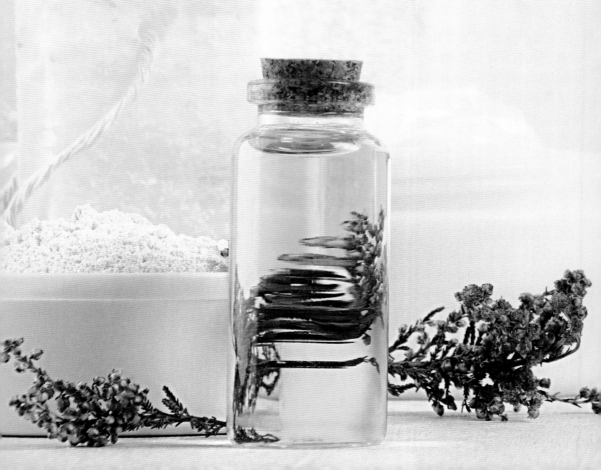

中医精油调周法

女人的月经受"下丘脑-垂体-卵巢"之间激素分泌的影响，此三部分称为"生殖轴"，任何一部分出现了问题，月经便出现异常。

中医对于女性月经周期有系统性的调整法，主要分为三个周期：月经期、排卵期、黄体期。月经期的重点是"排经"，一般正常的月经，第一天的经血量会由少量转为顺畅排出，无痛经、也不会夹带大量血块，经血量适中，5~7天结束，这个时期基础体温（BBT）下降。如果经血排出不顺畅，就会产生瘀血并堆积在子宫，久了就会产生痛经及肌瘤、子宫内膜异位等症状。因此，月经期应加强"活血化瘀""温暖子宫""行气止痛"。

"经后期"指月经干净后到排卵间的时期，此时基础体温仍为低温相，月经后6~10天，有些女性会开始出现白带。这个时期的调养重点为"滋阴养血"，到了排卵前3~4天，可以加上"助阳"的精油。

"排卵期"在月经周期的中间，表现是基础体温由低温相转为高温相，且这几天会出现黏液性白带。排卵期是重阴转阳的阶段，治疗以"补肾活血"为主。

"黄体期"在排卵后至经前期，表现为基础体温高温相。此时治疗以"补肾助阳""行气"为主，让子宫内膜血液充盛。

辨证适用精油

活血化瘀：罗勒、乳香、快乐鼠尾草等（一般外用法）。

温暖子宫：生姜、甜茴香、大茴香、艾叶等（刺激性精油外用法）。

行气止痛：冬青、德国洋甘菊、蓝艾菊、马郁兰、薄荷等（一般外用法）。

滋阴养血：岩兰草、天竺葵、依兰、茉莉、橙花（一般外用法）。

助阳：甜茴香、肉桂、生姜（刺激性精油外用法）。

补肾活血：依兰、茉莉、玫瑰、橙花、快乐鼠尾草（一般外用法）。

补肾阳：肉桂、生姜、甜茴香、杜松（刺激性精油外用法）。

行气：佛手柑、快乐鼠尾草、苦橙叶、野橘、薄荷（柑橘类精油内服法；一般外用法）。

生殖轴：下丘脑-垂体-卵巢

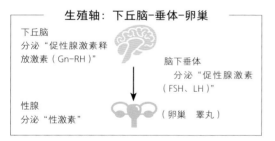

下丘脑
分泌"促性腺激素释放激素（Gn-RH）"

脑下垂体
分泌"促性腺激素（FSH、LH）"

性腺
分泌"性激素"

（卵巢　睾丸）

月经周期变化

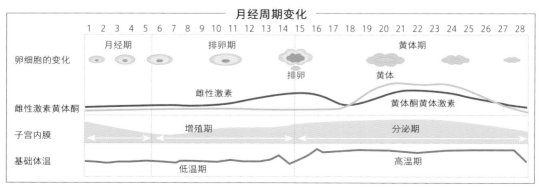

经前期（黄体期）养护

嗅吸　外用　内服

经前期，即排卵后到下次月经来潮前，也就是黄体期，正常为12～16天。如果黄体酮分泌正常，基础体温将持续维持高温，使子宫内膜增厚，为受孕胚胎进行着床准备。若没有受孕，基础体温会慢慢下降，而引发月经；黄体酮又称为孕酮，在怀孕时是维持妊娠必要的激素，若黄体酮不足，容易引发流产。

基本上，精油调理会以经前期的两个重点为主，其一是缓解经前症状，其二是补肾助阳、活血调经。腹胀、乳房胀痛，腹（子宫）痛：此为肝气郁滞的现象，建议使用"疏肝理气"的精油，使月经来时排经顺畅，减少疼痛。而子宫内膜的增厚，则以"活血调经"及"补肾助阳"的精油为主。

辨证适用精油

疏肝理气：佛手柑、苦橙叶、罗勒、薄荷、薰衣草、马郁兰（一般外用法）。

活血调经：玉兰花、玫瑰花、乳香、快乐鼠尾草、罗勒（一般外用法；嗅吸法）。

补肾助阳：依兰、杜松、甜茴香（一般外用法）；生姜、肉桂、姜黄（刺激性精油外用法）。

用法

依建议的使用方法，涂抹在腹部按摩，加强"子宫区"按摩，增加下腹气血循环，一天至少2～3次。加强肾经、脾经循行部位的涂抹及按摩。

月经量过多

嗅吸　外用　内服

正常的月经一天更换4～5片卫生巾，瞬间大量出血或是排出大量血块都属异常。"月经过多"主要分为"虚证"及"实证"。

虚证：多为冲任不固、气血两亏、肾气肾阴不足者。虚证的经血量大，但血块不多，经血流量大无法收涩，常伴随头晕目眩、腰背酸痛、下肢无力，需补气养血，酌加补肾固经，不宜用活血化瘀之精油。

实证：由于长期吃寒凉食物或是不正确进补，加上缺乏运动、作息不正常、流产等种种因素，造成子宫卵巢内气滞血瘀、循环不良，日久堆积成子宫肌腺瘤、肌瘤、子宫内膜异位症、巧克力囊肿等病症。有些患者月经过多，会伴随痛经、大量

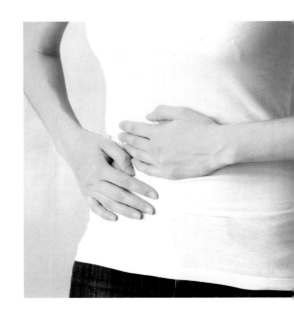

血块、头晕、腰酸、腿酸、心悸、心慌等症状，此类型的患者必须在平日就进行调理，尤其是经前需加强行气、活血化瘀的精油。若是子宫内已经产生一定大小的肌瘤，就必须就医检查，必要时以外科手术切除，并全面检视自己的生活习惯，使用精油也必须持之以恒，才能获得好的改善。

月经量过少

月经量过少是指经血量很少或量少淋漓，经期缩短约二到三天，而月经量少常为闭经的前兆。月经量过少可分为虚证及实证，本病症虚证较多，实证较少，与女性的气血、肾气有关；故治疗重在滋肾养血，使任冲两脉通盛，血海充足。

一般月经颜色偏淡、质稀、少腹无胀痛者，为"虚证"。有些女性是因先天肾气不足或贫血；后天因素则多为房事劳损、多产、睡眠不足等因素，耗损了肾气、肾精，导致冲任血海不足，就会造成月经过少。

在我的临床经验中，常见夜班工作、晚睡的女性，她们的月经量会慢慢减少，甚至因为子宫内膜过薄，导致胚胎着床不良。此外，长期气血不足或久病、大病失血，兼血海空虚者，也会造成月经过少，这种类型的女性容易提早停经（闭经）。

"实证"可因血瘀或痰湿，阻塞在子宫或卵巢部位，局部微循环不良，导致月经排出不畅而血量减少。症状为月经过少，经色紫暗、夹血块、痛经者，为血瘀；经色淡红、质黏腻、形体肥胖者，为痰湿。

痛经

凡在经期或月经前后，出现周期性小腹疼痛，或痛到腰骶处，甚至会痛到呕吐、脸色苍白，都属于"痛经"的症状。

西医把痛经分为"原发性痛经"和"继发性痛经"。前者又称为功能性痛经，是子宫无明显器质性病变者，后者多继发于子宫卵巢某些器质性病变，如子宫内膜异位症、子宫腺肌症、慢性骨盆腔炎等。痛经的病因病机，可能有经期感冒、情志不畅、饮食寒凉或其他疾病引起的虚弱等。中医将痛经分为三型。

气滞血瘀型：此类型常在经前就开始少腹痛、乳房胀痛，经期第1～2天痛经较严重，经色紫暗，有较多或较大血块，血块排出后腹痛较缓解。常发生在情绪压力大、忙碌劳累、运动量不足的女性身上。

寒凝血瘀型：此类型通常经期下腹冷痛，热敷能减轻疼痛，体质上容易手脚冰冷，经期来的时候更怕冷。经色紫暗，有较多或较大血块。通常发生在喜食冰品寒凉食物、运动量不足的女性身上。

气血不足型：月经第三天以后或经期后小腹轻微疼痛，按下腹时能缓解疼痛。月经量少、色淡、质稀。此类型的女性平常精神倦怠无力、体力不佳、常头晕、脸色苍白。

痛经处理三步骤：抹→按→敷

1. 抹：选择适合体质的精油，依照使用方法涂抹腹部、腰部、小腿、脚底。
2. 按：指"按摩部位"。腹部方面，以顺时针轻轻按摩，加强子宫穴位的按压；腰部方面，用双手平贴八髎，上下搓动。此外，还可按压太冲、三阴交（详见"妇科穴位按摩"）。
3. 敷：热敷腹部及腰部。

辨证适用精油

气滞血瘀型：快乐鼠尾草、苦橙叶、佛手柑、乳香、没药、罗勒等（一般外用法）。

寒凝血瘀型：甜茴香、肉桂、生姜、姜黄（刺激性精油外用法）；岩兰草、天竺葵、茉莉、依兰、乳香、玉兰花等（一般外用法）。

气血不足型：岩兰草、薰衣草、迷迭香、檀香木等（一般外用法）。

用法

依建议的使用方法，涂抹于下腹部、腰部及小腿。

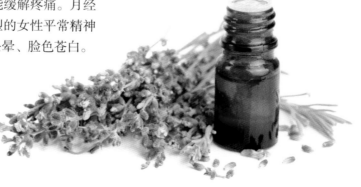

妇科肿瘤

常见的良性肿瘤有子宫肌瘤、子宫内膜异位症（如巧克力囊肿、子宫肌腺症）、乳房肿瘤，而子宫卵巢的肿瘤被中医称为"癥瘕"，主要是因为气虚、气滞、痰凝、肾阴虚，导致"血瘀"的积聚，形成肿瘤。乳房的肿瘤多因"气滞"引起，所以个性急躁、常负面情绪及情绪太紧绷的女性，特别容易罹患乳房肿瘤。

子宫肌瘤、子宫肌腺症都有可能造成月经量多和痛经的症状，子宫内膜异位症也会引起痛经及不正常出血。中医观点将肿瘤分为三型。

气滞血瘀型：以胀痛为主，有情绪紧张、血块、经前及经期痛经等症状。

痰凝血瘀型：多出现在肥胖者身上，无明显症状、白带多。

阴虚血瘀型：有潮热、失眠、手足心热、口干舌燥、面红等症状。

辨证适用精油

气滞血瘀型：甜茴香、罗勒、乳香、快乐鼠尾草、佛手柑（一般外用法）。

痰凝血瘀型：葡萄柚、柠檬、粉红胡椒（刺激性精油外用法；光敏性精油外用法）。

阴虚血瘀型：天竺葵、橙花、薰衣草、罗马洋甘菊（一般外用法）。

用法

1. 依建议的使用方法，涂抹于下腹部及按摩两侧卵巢处。
2. 针对乳房肿瘤，可抹于乳房及两侧腋下，按摩淋巴结。

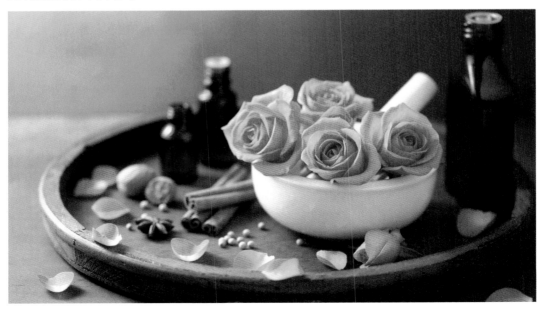

女性更年期症候群

嗅吸　外用　内服

大多数女性在45~55岁进入激素衰退期，由于卵巢功能下降，不再周期性地排卵，月经逐渐变得不规则，月经量也渐渐减少，最后出现停经的现象。约80%的妇女会产生一些更年期不适的身心症状，如失眠、心悸、潮热盗汗、骨质退化、情绪不稳、阴道干燥、性欲减退等，称为更年期症候群。

更年期的症状轻重因人而异，有的表现很轻，有的人症状很多，出现的时间也早，持续甚至长达10年以上。此外，并非停经才会出现更年期症状，有些女性停经前几年就开始出现。一般症状轻者，身体可自然调整；症状重者，应予以中医治疗。

《黄帝内经·素问·阴阳应象大论》提道："年四十，而阴气自半也，起居衰矣；年五十，体重，耳目不聪明矣。"不论男性还是女性，过了40岁，肾精及肾气会衰减一半；到了50岁，代谢功能下降，肢体沉重，耳目功能渐渐衰退。

女性的月经周期与五脏中的心、肝、脾、肾有关，由心气（脑下垂体作用）下通肾气（卵巢），在初经来时，冲任二脉通畅，脾胃生化气血充盈到子宫，引发月经周期。当心、肝、脾、肾受到各种耗损而日渐衰退，身体就开始出现各种更年期症状，如疲劳、潮热盗汗、眼睛老花、齿牙动摇等。

中医植物精油疗法中的"嗅吸法"，具有快速调整神经、内分泌系统的加成作用，对大脑皮层"下丘脑-垂体-性腺"生殖轴，具有调节平衡的作用。通过中药加

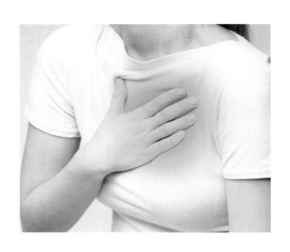

上植物精油疗法的整体调控，有助于体内阴阳、气血及脏腑之间的平衡，可以缓解更年期的种种不适。中医将女性更年期症状群分成四型。

心肾不交型：下有肾水亏虚，心火亢于上部，表现为心烦、心悸、面红、失眠、多梦、腰酸腿软、潮热盗汗、耳鸣、眩晕或口干等。

肾阴虚型：肾阴液亏损，或有虚火上亢，表现为五心烦热、失眠盗汗、口干咽燥、足跟痛、腰膝酸软、月经不调、性欲减退、皮肤干燥、干燥症等。

肝阳上亢型：肝气升发太过，阳气浮动于上，表现为头晕，头胀、头痛、眼睛干涩、眼白血丝多、面红、耳鸣、口舌干燥等症。

肾阳虚型：元阳不足、水湿内盛以及性功能衰退等，表现为怕冷、面白、腰部膝盖酸痛、四肢冰冷、小便清长或遗尿、腰部以下水肿等。

辨证适用精油

心肾不交型：依兰、苦橙叶、茉莉、快乐鼠尾草、岩兰草、贞洁树（一般外用法；嗅吸法）。

肾阴虚型：茉莉、依兰、天竺葵、檀香、橙花、快乐鼠尾草（一般外用法；嗅吸法）。

肝阳上亢型：玫瑰花、永久花、佛手柑、苦橙叶、薄荷、罗马洋甘菊、茉莉、快乐鼠尾草（一般外用法；嗅吸法）。

肾阳虚型：肉桂、甜茴香、依兰、杜松（刺激性精油外用法）。

用法

依建议的使用方法，涂抹于头部、下腹、腰部、腋下及耳后。加强肾经、心经循行部位之涂抹及按摩。

褚医生建议

当更年期来临时，不能轻视调理，应及早治疗。由于女性激素分泌量减少，会影响身心变化，长久下来，五脏六腑会跟着出问题；通过调养，能让身体与心情逐渐适应。平常可配合精油疗法，培养固定的运动习惯，维持正常作息；重要的是，要改掉急躁、追求完美、凡事操心的个性。多方配合下，一定能安然度过更年期，做个永远年轻的女性。

更年期常见症状及建议使用精油

疲劳

属于中医的"气虚"，而精油能提振身体的机能，达到补气作用。

补气类：西洋蓍草、薰衣草、冷杉、迷迭香等（熏香法；双手嗅吸法；一般外用法）。

提振精神：薄荷、野橘、乳香等（熏香法；双手嗅吸法；一般外用法）。

提升记忆力：薄荷、迷迭香等（熏香法；双手嗅吸法；一般外用法）。

潮热盗汗

高达75%的更年期女性，会突然感到身体发热、夜间盗汗，甚至影响睡眠。中医认为这是心阴不足，常出现在长期睡眠不足及性情急躁易怒的妇女身上。

苦橙叶、天竺葵、茉莉、罗马洋甘菊、佛手柑、薄荷（熏香法；一般外用法）。

眼睛老花

中医认为，肝开窍于目，体内肝肾亏虚，会造成眼睛老花现象日益严重，建议以养肝益肾的精油保养。

永久花、乳香、檀香、快乐鼠尾草、茉莉（一般外用法）。

齿牙动摇

中医认为"齿为肾之余，龈为胃之络"。因此，保养牙齿要从益肾健骨着手；至于牙周病，则要兼顾肠胃消化功能的保养。

齿牙动摇：丁香（一次1～2滴，漱口）。

牙周病：柠檬、薄荷、丁香、茶树、百里香、粉红胡椒（一般外用法；一般内服法；柑橘类精油内服法；也可涂抹于腹部进行按摩）。

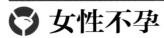 # 女性不孕

嗅吸　外用　内服

"不孕症"的定义是指一对夫妻，有正常的性行为，甚至是在排卵期积极行房，但约一年后仍未怀孕，这类型属于"原发性不孕症"；而生过一胎后，超过两年未再受孕者，则称为"继发性不孕症"。

除了不愿意生育外，不孕症也是一个值得重视的问题。发生不孕症的比例，男女双方各占40%。女性不孕症最常见的原因有：多囊卵巢综合征、垂体泌乳激素过高导致卵巢排卵不正常，或是输卵管发炎、阻塞或粘连、子宫肌瘤、子宫内膜异位症等。此外，女性严重贫血、夫妻性生活不协调、情绪压力大、女性子宫有缺陷等，也都可能会造成不孕症。

从中医角度而言，中医治疗不孕症的重点在于肝、脾、肾。肾主生殖，因此，肾也主宰体内的内分泌系统；整体来说，雌激素的功能比较偏肾阴，黄体酮的功能比较偏向肾阳。而脾胃指的是消化系统，因为营养都需靠脾胃吸收，才能生化足够的气血，使月经得以正常运行。所以在治疗上，也会针对不同的证型给予不同建议，但最重要的是加强补肾，以维持激素平衡，使排卵正常及子宫循环良好，进而达到受孕的目标。

女性不孕症的中医类型，主要有六种。

肾阴虚型：肾阴虚是体内阴液亏损，包括唾液、血液、消化液、内分泌液等，常见烦躁、口干、失眠、盗汗、头晕耳鸣、四肢酸软、腰膝酸软、五心烦热、面红、口干舌燥、掉发等症状；月经周期可能延长或缩短、月经量变少、阴道干燥，肾阴虚的女性卵泡可能发育不正常、黄体生成不足或萎缩不全，影响受孕的功能。

肾阳虚型：肾藏先天之精，肾精化为肾气，肾阳能促进人体的新陈代谢，促使精血津液的化生，并让它转化为能量，加速人体的各种生理活动，产热增加，精神振奋。肾阳虚者会表现出月经后期、痛经、月经量少甚至闭经；肾阳不足的女性，在排卵后没有完全形成黄体，导致孕激素分泌不足，使子宫内膜不利于受精卵着床，易造成不孕或习惯性流产。肾阳虚者还可见腰膝酸软、手脚冰冷、水肿、频尿、性欲冷淡等症状。

气血虚弱型：常见月经量少及经前症候群严重，例如头痛、头晕、疲倦、心悸、面色不华、胸闷、懒言、舌质淡、脉沉细等症状。此外，此型养胎能力不足，怀孕初期有许多虚证（如头痛、头晕、脾胃不适、腹痛等），严重者容易导致流产。

肝郁气滞：受七情影响，导致肝郁气滞，症状常见经前乳房胀痛、胸胁闷痛、痛经、月经排出不畅、量少色暗、有血块、急躁易怒、脉弦；此类型的女性多有压力大、个性急躁紧绷、过度耗损心气等状况，故可配合入心经精油调养心志。

瘀阻胞络型：子宫内膜异位或子宫肌瘤等妇科肿瘤多属于此型，症状常见久婚不孕、月经后期、月经量多、经行腹痛、经色暗有血块、舌暗有瘀点。

痰湿郁阻型：此型多见于多囊卵巢综合征或因肥胖而不孕，症状常见体型肥胖、面色白、胸闷、月经后期或闭经、舌质胖嫩有齿痕。

38岁陈小姐，身材偏胖，从二十几岁开始就有月经不规则的情况，平均一年只来3~4次月经，且常服用西药催经，曾有多囊卵巢综合征病史；到了33岁结婚后想要怀孕，但尝试了5年仍未怀孕。检查发现，有排卵异常及卵泡过小的问题，子宫内膜也较薄，基础体温的高温期不明显，曾接受人工受孕三次但未成功，故前来中医求诊。

女性在35岁左右，排卵功能及卵泡品质逐年下降，加上陈小姐从20多岁起就已经有多囊卵巢综合征，因此促排卵药的效果不佳。

除了气血、肾气不足以外，其卵巢及子宫内膜日久累积痰浊夹瘀血，经我诊断后，给予补气养血、疏肝健脾，补肾活血等药物治疗，并建议每日使用精油疗法，涂抹葡萄柚、天竺葵、橙花、甜茴香、快乐鼠尾草等精油，按摩腹部及腰部，且避免生冷寒凉食物、保持作息正常。半年后，排卵功能恢复正常，子宫内膜也达到标准厚度，月经量改善，之后就自然怀孕，目前已顺利产下一子。

褚医生建议

依兰精油3滴，甜茴香精油1滴，茉莉精油3滴，肉桂精油1滴，30滴基础油（约2毫升）。

1. 先把精油和基础油混匀、稀释。

2. 将稀释过的精油涂抹于腹部、腰部、胸口，最后采嗅吸法。

3. 平日保养，可采用薰衣草、苦橙叶、雪松等放松型精油熏香。

肾阴虚型：天竺葵、茉莉、依兰、玫瑰花、橙花、檀香、快乐鼠尾草等（熏香法；双手嗅吸法；一般外用法）。

肾阳虚型：肉桂、甜茴香、依兰、杜松、雪松、丁香、檀香、百里香等（熏香法；双手嗅吸法；一般外用法）。

气血虚弱型：乳香、岩兰草、檀香、依兰、薰衣草、马郁兰、迷迭香等（熏香法；双手嗅吸法；一般外用法）。

肝郁气滞：罗勒、佛手柑、快乐鼠尾草、甜茴香、乳香、玫瑰花、茉莉、永久花等（熏香法；双手嗅吸法；一般外用法）。

瘀阻胞络型：快乐鼠尾草、姜黄、生姜（刺激性精油外用法）、乳香、没药、永久花等（一般外用法）。

痰湿郁阻型：葡萄柚、野橘、生姜、柠檬、广藿香、杜松、丝柏等（一般外用法；光敏性精油外用法）。

依建议的使用方法，涂抹于下腹、腰部、腋下及耳后。加强肝经、脾经、肾经的循行部位涂抹及按摩。

褚医生建议

从中医观点来看，肾主生殖、肝主血、脾统血，这些脏腑与受孕息息相关。体质虚弱容易造成不孕，因此，妇女应通过调整日常生活习惯，改善身体受孕能力。中医认为，肥人多痰，脂肪会使子宫闭塞、月经不调，而常见的多囊卵巢综合征就属于这一型。现代研究已证实，妇女过胖，容易影响内分泌，进而使生育能力下降。因此维持正常的体脂，对受孕很重要。

相反地，女性体重过轻或是过度减肥，也会影响受孕能力。情绪焦虑、紧张、晚睡会引起阴虚、津液不足，造成干燥症，也会造成月经量减少，影响受孕功能。所以我的患者中，可见当她们心情放轻松、生活步调放慢，并且规律运动、注意饮食之后，就顺利怀孕了。

排卵功能异常

一般月经周期进入第14~18天，子宫内膜自然增厚，卵泡逐渐成熟，即进入排卵期；此时，基础体温上升，有些会伴随透明黏状分泌物，或是下腹发胀的症状。

"排卵功能异常"和卵巢发育不全、卵巢早衰、多囊卵巢，以及垂体分泌激素（如泌乳激素、促卵泡激素、黄体生成素等）的异常，还有下丘脑功能不正常导致促性腺素释放激素过少而产生高泌乳激素血症、闭经等因素有关。

此时期的身体由阴转阳，治疗上以滋补肾阴、养阴血，兼补肾阳，及促进排卵为主，建议使用天竺葵、玫瑰、依兰、岩兰草、快乐鼠尾草等精油。

根据我的临床经验，造成不孕症的原因中，以"排卵功能异常"最为关键。不是有排卵就能受孕，事实上，卵子品质不佳或输卵管阻塞，都可能导致不孕。以30~40岁女性族群来看，卵巢库存量指标（AMH，正常值3~5ng/mL）常低于标准值，这些都是卵巢功能减退的现象。此外，有一定比例的不孕症患者，在西医的抽血或输卵管检查中一切正常，甚至于长期在服用促排卵药，虽然超音波检查下可看到卵泡，却仍无法受孕。以中医理论而言，排卵功能异常多属于"脾肾亏虚""痰湿""气滞血瘀"等体质类型。

辨证适用精油

脾肾亏虚：茉莉、天竺葵、玫瑰、依兰、岩兰草、快乐鼠尾草、甜茴香、橙花、贞洁草等（一般外用法）。

痰湿：葡萄柚、野橘、广藿香、丝柏、杜松等（一般外用法）。

气滞血瘀：佛手柑、薄荷、乳香、罗勒、玉兰花等（一般外用法）。

用法

依建议的使用方法，涂抹于下腹部、腰部及小腿。加强脾经、肾经循行部位的涂抹及按摩。

妇科穴位按摩

- 子宫：肚脐下4寸，离正中线3寸，左右各一点。增加小腹气血循环，建议一天至少2~3次。

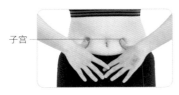

- 肾俞：将稀释过的精油涂抹在下背部穴位按摩，增强肾气，一天至少2~3次。

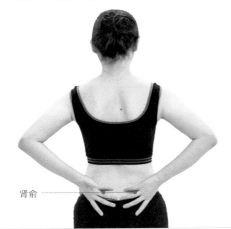

- 涌泉：位于脚底凹陷处第二、三趾的趾缝纹头端与足跟连线的前三分之一处；是用力弯曲脚趾时，足底前部出现的凹陷处。提升肾气，可使肾精充足，缓解神经衰弱、精力减退、倦怠感、妇科病。
- 太冲：是肝经的原穴，可平肝降火、疏肝理气，用于月经不调、情绪烦躁易怒、痛经等症状。
- 三阴交：位于内脚踝上3寸的位置，可缓解妇科病症。

- 血海：屈膝，在大腿内侧，髌底内侧端上2寸，当股四头肌内侧头的隆起处。具有引血归经，缓解血分诸病的功效。

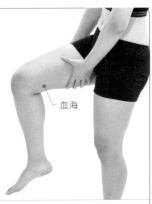

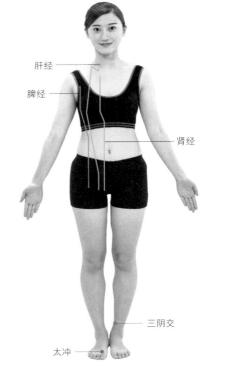

小提醒：将稀释过后的精油涂抹在双腿、脚板按摩，加强"血海""涌泉"按摩，可增加肾精注入，一天至少2~3次。此外，双腿有脾、肝、肾等经络循行，加强按摩此区，可使气血舒畅运行。

男性不育

根据世界卫生组织（WHO）2010年公布的标准精液浓度，已从1999年每毫升精液2000万只精子、活力达50%，下修至每毫升精液1500万只精子、活力40%；这显示现代男性精液品质有不断下降的趋势。

为什么现代男性精子品质越来越差呢？很可能与环境或饮食毒素有关，如塑化剂、空气污染、农药残留、烟酒、化学药剂等，都可能造成精子损伤，如精子形态异常，活力下降、数量不足等，虽未必会导致性功能障碍，但容易导致男性不育症。

常见的男性的不育症，有四种类型。

湿热毒邪型：高温环境工作或饮食带来的毒素，导致阴囊湿热，影响精子的形态。当形态异常，精子的活力不足，就无法使卵子受孕。

肾阳虚型：精子数量稀少、精子活力差、阳痿早泄、性欲低、腰膝酸软、面色白、小便清长、频尿、畏寒等。

肾阴虚型：这类型的人体内阴液不足，前列腺分泌的纤溶酶不足，使精液液化时间过长、精子的活动受限、腰膝酸软、头晕耳鸣、五心烦热、盗汗口干、性欲高但早泄等。

气滞血瘀型：精液异常兼见阴囊肿、睾丸炎，硬度不足、射精困难、胸胁胀痛、睾丸坠痛、胸闷、腹股沟疼痛等。

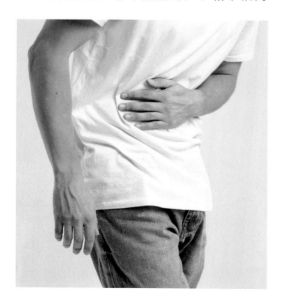

辨证适用精油

湿热毒邪型：柠檬、葡萄柚、罗勒（一般外用法；一般内服法）；快乐鼠尾草、杜松（一般外用法）；百里香（刺激性精油外用法）。

肾阳虚型：肉桂、生姜、丁香、百里香、甜茴香等（刺激性精油外用法）。

肾阴虚型：天竺葵、依兰、檀香木、玫瑰花、茉莉等（一般外用法）。

气滞血瘀型：快乐鼠尾草、罗勒、佛手柑、甜茴香、姜黄、乳香、玫瑰花、永久花等（一般外用法）。

用法

1. 依建议使用方法，涂抹至下腹、腰部、下肢及外阴处。

2. 肾阴阳虚型：也可将稀释过后的精油，加强按摩"肾经"，一天至少2～3次。

3. 气滞血瘀型：将稀释过的精油按摩"肝经"，一天至少2～3次。

4. 湿热毒邪型：可将稀释过的精油按摩"脾经"，一天至少2～3次。

一位35岁男性患者是中餐厨师，长期在高温环境下工作，因工作场所炎热，常喝冰饮。由于结婚多年未受孕而来求诊，经检查后，发现精子形态异常且活动力低，经诊断后为湿热体质，且因劳累导致肾气虚。经过中药加精油调理（请参考"湿热毒邪型"及"肾阴虚型"之精油），现在已得一子。若想要避免精子品质受到影响，日常生活适度舒压及均衡饮食的习惯非常重要。

褚医生建议

不孕不育症的治疗，需要夫妻共同努力。想怀孕的夫妻，应避开有害的环境（如辐射区、废气排放区）以及有害食品，以免影响精子、卵子品质。另外，因睾丸温度升高会影响精子的制造，建议男性穿着透气宽松的内裤，避免处于过热环境，让睾丸温度保持低于常温0.5℃以上，以维持良好的精子品质。

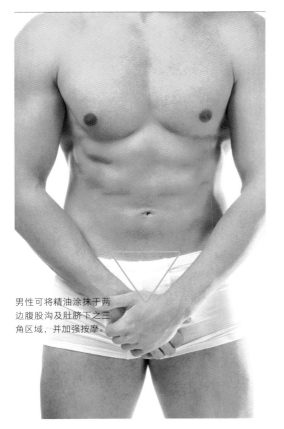

男性可将精油涂抹于两边腹股沟及肚脐下之三角区域，并加强按摩。

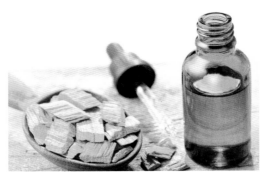

若延迟射精，可多补充安神类精油

射精过早是早泄的表现，但若射精太晚，也是病态的表现，这被称为"延迟射精"。延迟射精是指男性有性欲望、能够产生有效勃起，但是需在长时间性刺激下才能发生射精，甚至不射精的病症。这类型的人大多属于阴虚阳亢、神经失调，建议可多使用依兰、乳香、檀香、雪松等精油来安定心神。

流产

嗅吸　外用　内服

流产，包含自然流产、人工流产手术、药物流产（RU486）或怀孕中后期的流产。不论是以上哪一种，流产后的调养，对妇女都是非常重要的。为了保留子宫将来能够顺利地孕育下一胎，流产后一个月内是调养的关键时期。

十月怀胎而后自然生产，有如瓜熟蒂落；对比之下，流产就是中止怀孕的状态，如同强摘未成熟的果实，容易伤及植株，因此对母体子宫内膜及气血、肾气的伤害，更甚于自然生产。因此，若不好好地休息调养，容易留下后遗症，甚至也有人因此而不能受孕，或是造成习惯性流产。

一般来说，流产后坐月子的第一阶段，以去瘀生新、修复子宫内膜为主；第二阶段，以补养气血为主；第三阶段，以补肾健腰为主。

实际案例

一位36岁女性患者，已有个5岁女儿，第二胎怀孕前期，身体一切正常；怀孕十六周时出现急性腹痛、大量出血，确定胎儿没有心跳后，做了引产手术。因为心情受到打击，在家休养一个月，没有积极调养。原本恶露已减少许多，某天突然血崩，来到中医门诊。我诊断她气血两虚、脾虚不能统血，所以造成大出血，子宫内膜的损伤也修复不佳，因此以中药加精油调理，建议使用的精油有快乐鼠尾草、天竺葵、丝柏、甜茴香、佛手柑、岩兰草等，每天稀释涂抹下腹及腰部，并加强嗅吸平衡情绪的精油。经过几天，出血量减少许多；流产后调养持续一个月以上，待下次月经恢复，同时也观察到月经量已正常，无明显腹痛。

辨证适用精油

去瘀生新、修复子宫内膜：快乐鼠尾草、甜茴香、乳香、姜黄、玉兰花、罗勒（一般外用法）。

补养气血、补肾健腰：依兰、天竺葵、岩兰草、橙花（一般外用法）；生姜、肉桂（刺激性精油外用法）。

疏肝理气、宁心安神：佛手柑、檀香、薰衣草、苦橙叶、马郁兰、若兰草、快乐鼠尾草（一般外用法；嗅吸法）。

阴道调理：茶树、薰衣草、没药、天竺葵（一般外用法）。

胀奶处理：玫瑰花、葡萄柚、佛手柑、罗勒、甜茴香、乳香（一般外用法）。

用法

依照建议的使用方法，涂抹于腹部、腰部、胸口、下肢，最后采用嗅吸法。

去瘀生新、修复子宫内膜：依照建议的使用方法，涂抹于下腹及腰部。

补养气血、补肾健腰：依照建议的使用方法，涂抹于下腹及腰部。

疏肝理气、宁心安神：可采熏香法、双手嗅吸法。

胀奶处理：采一般外用法，按摩乳房、乳周及腋下。

流产坐月子的调养重点

流产状态下的子宫，由于是被异常中止怀孕的，因此体内的孕激素含量急转直下，子宫内膜也快速受损，且还有不得不面对的心理压力及打击；因此，除了必须去瘀生新、修复子宫内膜、补养气血、补肾健腰以外，还要兼顾疏肝理气、宁心安神，以帮助流产女性走过这段身心煎熬的时期。

褚医生建议

流产后的调养，主要需注意八个重点：

1. 充足休息：流产后一周内应该尽量休息、补充睡眠；不宜有过大的活动量，不要搬重物，减少腹部用力，避免剧烈的运动。若是周数较大才流产，则需要休息2～3周以上；没有适度的休息，易造成子宫修复不良、腰酸背痛、精神倦怠等后遗症。

2. 维持均衡饮食：如果贫血或营养不良，多补充蛋白质、铁、维生素B_{12}、叶酸、维生素C的食物，如菠菜等深绿色蔬菜。流产后两周内，忌食酒类、咖啡，以及生、冷、辛辣等刺激性食物，避免使体内发生燥火，导致发炎，使伤口不易修复；也要避免过补的食物，进补前需咨询中医。此外，要少吃冰冷、寒凉的蔬果或饮料。

3. 注意服药：如果有服用子宫收缩药物，但也想以中药进补时，需由中医开立处方；切忌自行服用中药，以免造成中西药相互作用。

4. 避免性行为：流产后，子宫内膜尚未完全恢复，而性行为易造成出血及腹痛。因此，建议1～2周后或等阴道无出血，再开始有性行为。若仍有大量阴道出血或腹部不适，至少要再延后1～2周再开始性行为。

5. 避免感染：流产后，若有不明原因的发烧、畏寒、全身不适等症状，应迅速就医；因为流产后，细菌可能经由阴道、子宫，感染到全身，甚至引发败血症。平日需注意外阴部的清洁，洗澡以淋浴为主，避免泡温泉、阴道灌洗，以减少细菌从阴道入侵伤口造成感染、发炎的机会。此外，洗头、洗澡后，必须尽快吹干、擦干和保暖，而夏日要注意空调温度别过低，以降低身体受风寒的概率。

6. 胀奶处理：怀孕时，体内泌乳激素升高，所以流产后，仍可能有胀奶现象。特别提醒，尽量减少对乳房的刺激；若不舒服，可以按摩乳房周围的淋巴处，避免刺激乳头或做出挤乳动作。

7. 月经恢复：流产后，需要较长的时间才能恢复月经周期。如果从手术当天或吃药的第一天开始计算，流产后第一次月经来的时间，通常间隔较久，需1.5～2倍的时间。若采用药物流产，则可能隔得更久；怀孕周数越大，产后月经恢复的时间也会更长。而子宫要回复之前的大小，则需要一个月以上的时间。

8. 情绪调适：流产后的自责、失落感等，让女性承受很大的压力。因此，建议多注意她的身心状态，而家人及伴侣的关怀与支持，是流产后女性走出伤痛的关键。

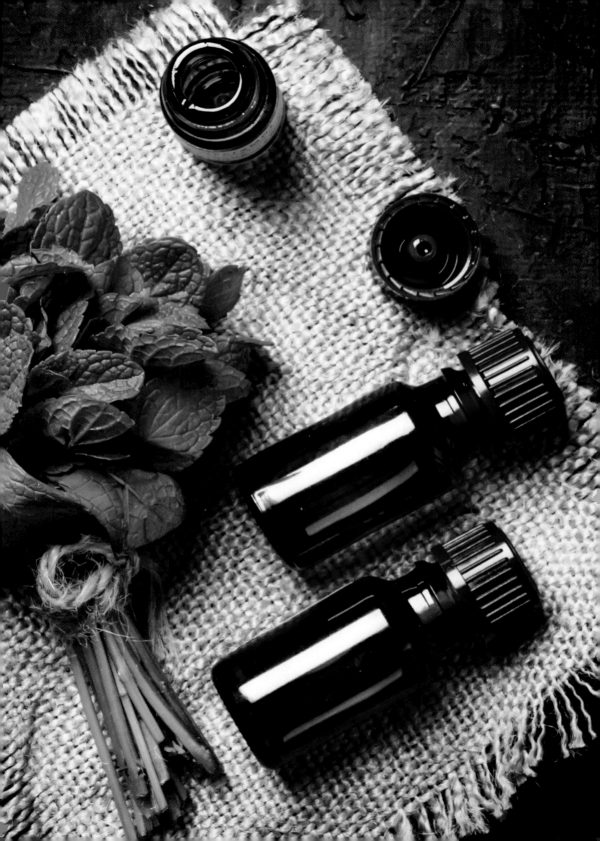

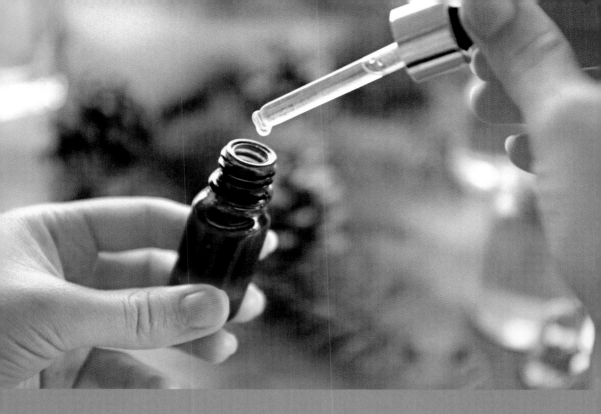

Part 6

60款精油完整履历

这里特别收录常应用于"中医植物精油疗法"的60款精
油完整履历，并以"褚氏太极"对所有精油加以解析。
除了方便查询外，也有助于读者了解各种单方精油的组
成成分、在"褚氏太极"中呈现的特性，以及能够发挥
的效果。

精油速查的阅读诀窍

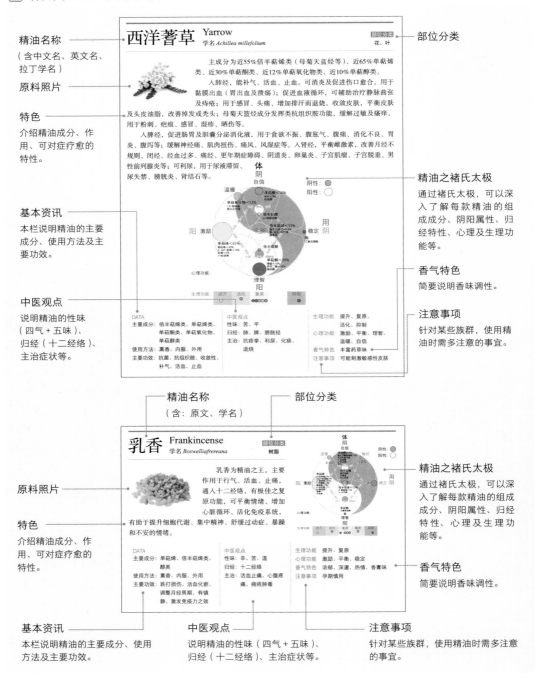

精油名称
（含中文名、英文名、拉丁学名）

原料照片

特色
介绍精油成分、作用、可对症疗愈的特性。

基本资讯
本栏说明精油的主要成分、使用方法及主要功效。

中医观点
说明精油的性味（四气＋五味）、归经（十二经络）、主治症状等。

部位分类

精油之褚氏太极
通过褚氏太极，可以深入了解每款精油的组成成分、阴阳属性、归经特性、心理及生理功能等。

香气特色
简要说明香味调性。

注意事项
针对某些族群，使用精油时需多注意的事宜。

西洋蓍草 Yarrow
学名 *Achillea millefolium*

部位分类　花、叶

主成分为近55%倍半萜烯类（母菊天蓝烃等）、近65%单萜烯类、近30%单萜酮类、近12%单萜氧化物类、近10%单萜醇类。

入肺经、能补气、活血、止血。可消炎及促进伤口愈合，用于黏膜出血（胃出血及溃疡）；促进血液循环，可辅助治疗静脉曲张及痔疮；用于感冒、头痛、增加排汗而退烧。收敛皮肤，平衡皮肤及头皮油脂，改善掉发或秃头；母菊天篮经成分发挥类抗组织胺功能，缓解过敏及瘙痒，用于粉刺、疤痕、感冒、湿疹、晒伤等。

入脾经，促进肠胃及胆囊分泌消化液，用于食欲不振、腹胀气、腹痛、消化不良、胃炎、腹泻等；缓解神经痛、肌肉扭伤、痛风、风湿症等。入肾经，平衡雌激素，改善月经不规则、闭经、经血过多、痛经、更年期障碍、阴道炎、卵巢炎、子宫肌瘤、子宫脱垂、男性前列腺炎等；可利尿，用于尿液滞留、尿失禁、膀胱炎、肾结石等。

DATA
主要成分：倍半萜烯类、单萜烯类、单萜酮类、单萜氧化物、单萜醇类
使用方法：薰香、内服、外用
主要功效：抗菌、抗组织胺、收敛性、补气、活血、止血

中医观点
性味：苦、平
归经：肺、脾、膀胱经
主治：抗痉挛、利尿、化痰、退烧

生理功能：提升、复原、活化、抑制
心理功能：激励、平衡、理智、温暖、自信
香气特色：丰富药草味
注意事项：可能刺激敏感性皮肤

精油名称
（含：原文、学名）

部位分类

乳香 Frankincense
学名 *Boswellia frereana*

部位分类　树脂

乳香为精油之王，主要作用于行气、活血、止痛，通入十二经络，有极佳之复原功能，可平衡情绪，增加心脏循环、活化免疫系统。

有助于提升细胞代谢、集中精神、舒缓过动症、暴躁和不安的情绪。

DATA
主要成分：单萜烯、倍半萜烯类、醇类
使用方法：薰香、内服、外用
主要功效：跌打损伤、活血化瘀、调整月经周期、有镇静、激发免疫力之效

中医观点
性味：辛、苦、温
归经：十二经络
主治：活血止痛、心腹疼痛、病疮肿毒

生理功能：提升、复原
心理功能：激励、平衡、稳定
香气特色：浓郁、深邃、热情、香膏味
注意事项：孕期慎用

原料照片

特色
介绍精油成分、作用、可对症疗愈的特性。

基本资讯
本栏说明精油的主要成分、使用方法及主要功效。

中医观点
说明精油的性味（四气＋五味）、归经（十二经络）、主治症状等。

精油之褚氏太极
通过褚氏太极，可以深入了解每款精油的组成成分、阴阳属性、归经特性、心理及生理功能等。

香气特色
简要说明香味调性。

注意事项
针对某些族群，使用精油时需多注意的事宜。

蓝艾菊 Blue Tansy

学名 *Tanacetum annuum*

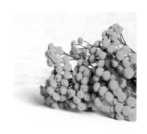

蓝艾菊有高含量的母菊天蓝烃（Camazulene），呈现出特有的蓝色。在组成成分中，含近55%单萜烯类、近35%倍半萜烯类，其他尚有近17%单萜酮类。

入肺经，具有抗过敏作用，可以缓解过敏反应，例如湿疹、荨麻疹等过敏性皮肤炎；也可缓解呼吸道的过敏，如过敏性鼻炎、鼻窦炎、咳喘等。另外，对皮肤有保湿、舒缓的功能，并可调理分泌过多的皮脂，能用于舒缓痤疮、酒糟鼻、过敏发红的肌肤；具有消炎止痛功能，可促进伤口愈合。

入心经，可以对抗紧张情绪，镇静神经，且改善低血压。

入膀胱经，可作为利尿剂，帮助修复肾脏的损伤；具有类雌激素的作用，可调节激素。

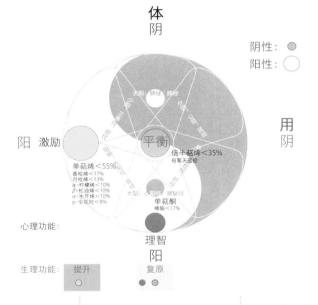

DATA	中医观点	生理功能	提升、复原
主要成分：单萜烯类、倍半萜烯类、单萜酮类	性味：苦、寒	心理功能	激励、理智、平衡
	归经：心、膀胱、肺经	香气特色	醇香、果香
使用方法：熏香、外用	主治：缓解过敏反应、调理肌肤、镇静神经、修复肾脏损伤、调节激素	注意事项	可能刺激敏感性皮肤。慢性病服药患者慎用
主要功效：行气止痛、镇定、抗菌、抗真菌、抗发炎、抗组织胺			

古巴香脂 Copaiba
学名 *Copaifera officinalis*

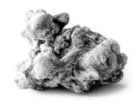

古巴香脂含近90％的倍半萜烯，能平衡情绪、消除紧张及抑郁情绪，作用于心血管、呼吸、骨骼肌肉、神经及皮肤系统。

入肺经，能提升肺气及血液循环，对体内黏膜及体表都具有强效抗发炎作用，可用于感冒、呼吸道发炎、口腔溃疡、胃溃疡、肺结核、破伤风等；也用于皮肤发炎，如痤疮、出血、外伤等。

入膀胱经，可用于泌尿道发炎，如膀胱炎、尿道炎、肾脏炎及尿失禁；也能用于性病，如淋病、梅毒等。

入脾经，有助于改善腹泻、便秘、消化不良、胀气、水肿、痔疮等；有消炎止痛、放松作用，用于肌肉酸痛、僵硬、血液循环不良等；其活血化瘀功能，可帮助伤口止血并化瘀。

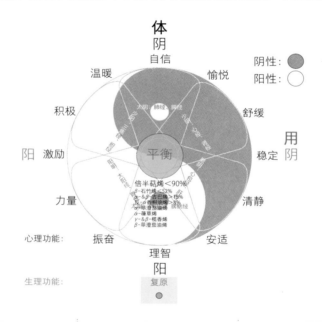

DATA
主要成分：倍半萜烯
使用方法：熏香、内服、外用
主要功效：解毒、抗发炎、止痛、抗菌、防腐、抗氧化、活血化瘀

中医观点
性味：甘、平
归经：肺、膀胱、脾经
主治：提升血液循环、强效抗体内外发炎和止痛、改善肠胃道、止血化瘀

生理功能　复原
心理功能　平衡
香气特色　辛辣、木质香
注意事项　重复使用，可能造成皮肤刺激

麦卢卡

Manuka
学名 *Leptospermum scoparium*

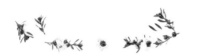

麦卢卡含近50%倍半萜烯类、20%～30%倍半萜酮，以及少量的单萜烯类及倍半萜醇类，作用于呼吸道、骨骼肌肉及皮肤系统。

入肺经，其解充血及抗过敏功能，帮助减轻鼻黏膜充血，缓解鼻塞及鼻窦炎；发烧时可用于退热，缓解支气管炎；也可用于感染及湿气型的皮肤问题，如湿疹、干癣、头皮屑、头癣、真菌感染（如香港脚）等，并处理擦伤、螫伤、皮肤刺激发痒等。

入膀胱经，能利湿气，可用于风湿性关节炎，缓解关节及肌肉疼痛。

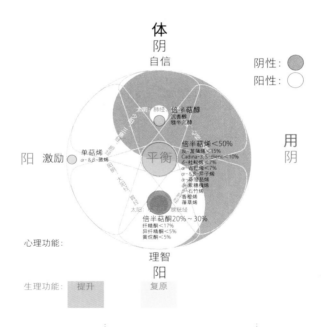

DATA
主要成分：倍半萜烯类、倍半萜酮、
　　　　　单萜烯类、倍半萜醇类
使用方法：熏香、外用
主要功效：止痛、抗菌、抗真菌、抗感
　　　　　染、抗病毒、抗组织胺、防
　　　　　腐、解除充血剂、杀虫

中医观点
性味：苦、寒
归经：肺、膀胱经
主治：解充血、抗过敏、改
　　　善感染问题、利湿气

生理功能　提升、复原
心理功能　平衡、理智、
　　　　　激励、自信
香气特色　香甜、草本、蜜香
注意事项　孕期慎用

橙花 Neroli
学名 *Orange Blossom*

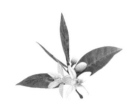

橙花含有近53%单萜醇类、近40%单萜烯类、近25%酯类，及少量的倍半萜醇类，主要作用于情绪、消化、激素及皮肤系统。

入心经，能够放松、稳定心神，它的香气宜人，带来自信及勇气；可用于消除紧张、失眠、歇斯底里、心动过速等症状。

入脾经，其解痉挛之功能可缓解因紧张造成的腹泻（肠燥症）、胃抽筋、胀气、慢性腹泻等症状。

入肾经，具有补肾功能，能作为催情剂，促进性欲、调节月经、缓解经前症候群及更年期症状。

入肺经，能紧实皮肤、淡化疤痕，可用于妊娠纹以及皱纹。

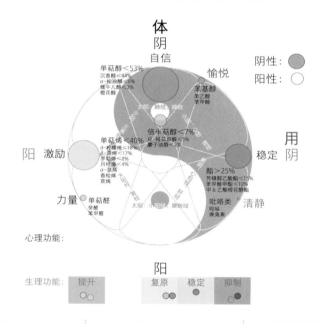

DATA

主要成分：单萜醇类、单萜烯类、酯类、倍半萜醇类

使用方法：熏香、外用

主要功效：抗菌、抗病毒、抗抑郁、抗感染、抗寄生虫、解痉挛、除臭、镇静

中医观点

性味：苦、平

归经：心、肾、肺、脾经

主治：放松及稳定心神、补肾、催情、调节经期

生理功能：提升、复原、稳定、抑制

心理功能：自信、激励、稳定

香气特色：香甜、清新、花香

注意事项：孕期慎用

姜黄 Turmeric
学名 Curcuma longa

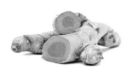

姜黄含近50%倍半萜酮类、近35%倍半萜烯类、近16%单萜烯，及少量单萜氧化物，作用于消化、免疫及皮肤系统。

入肝经，有健肝利胆作用，可用于胃炎、黄疸、大肠激躁症等，对癫痫症有抗痉挛之作用；可加强酒精代谢，故可用于宿醉；具通经止痛功能，可缓解女性月经来潮前因肝气不舒造成的乳房胀痛、经前情绪起伏及下腹疼痛。

入脾经、大、小肠经，帮助消化，可用于溃疡性结肠炎、心腹痛（如心下痛、胸痛、胃痛、腹痛、胁肋疼痛、风湿性关节炎、肌肉酸痛等）、便秘等；临床研究，姜黄可降低胆固醇、甘油三酯及高血压，预防脑血管疾病。

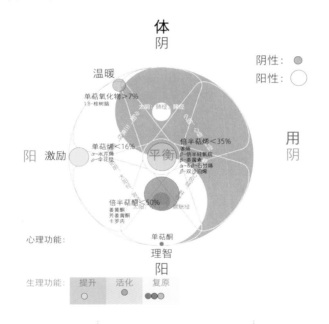

DATA
主要成分：倍半萜酮类、倍半萜烯类、单萜烯、单萜氧化物
使用方法：熏香、内服、外用
主要功效：行气止痛、抗氧化、抗发炎、抗惊厥、抗微生物、抗突变、杀虫

中医观点
性味：辛、苦、温
归经：肝、脾经
主治：血瘀气滞的心、腹、胸、胁痛；产后腹痛、闭经、跌打损伤、行气通经络、风湿手臂痛

生理功能　复原、提升、活化
心理功能　理智、平衡、激励、温暖
香气特色　温热、辛香、果香
注意事项　可能刺激敏感性皮肤。孕妇、慢性病服药患者需慎用

桧木 Hinoki

学名 *Chamaecyparisobtusa*

部位分类
木材

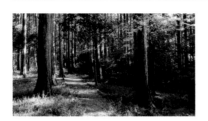

桧木含近60%倍半萜醇类、近30%倍半萜烯类、近10%单萜烯类，作用于呼吸、免疫、皮肤等系统，以及情绪平衡。

入肺经，能够补肺气，用于呼吸道症状（如感冒、咳嗽、支气管炎）；针对皮肤，能处理刀伤、擦伤、红疹等。

入心经，能够镇静心神，使情绪沉静，消除紧张焦虑的情绪。而桧木独特的颜色、纹理及木质香气，被广泛用于制作成各种家具与摆饰品，能为居家带来自然的芳香，还可稳定家中的气氛。

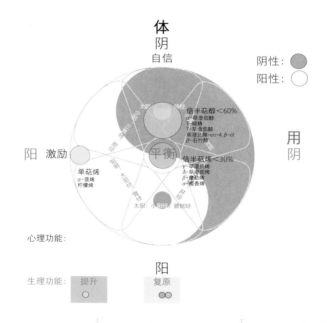

阴性：
阳性：

心理功能：

生理功能：提升　复原

DATA
主要成分：倍半萜醇类、倍半萜烯类、单萜烯类
使用方法：熏香、外用
主要功效：净化空气、抗菌、抗病毒、抗真菌、抗感染、杀虫、除臭、镇静

中医观点
性味：苦、涩
归经：肺、心经
主治：呼吸道症状、皮肤问题、镇静心神

生理功能　提升、复原
心理功能　自信、平衡、激励
香气特色　木质香
注意事项　孕妇、慢性病服药患者慎用

柠檬香桃木 Lemon Myrtle
学名 *Backhousia citriodora*

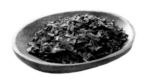

柠檬香桃木含近90%单萜醛类，其他尚有少量的单萜醇类、酯类、单萜烯类，作用于免疫、呼吸、骨骼肌肉等系统。

入肺经，具有优于茶树及尤加利等精油之强抗菌力，可对抗"抗菌性金黄葡萄球菌"（MRSA）、念珠菌、真菌等微生物。由于柠檬香桃木带有比柠檬更香甜的气味，闻了令人神清气爽，同时可以净化空气、抗菌、抗感染，因此非常适合用于环境卫生（如衣柜、鞋柜、车内，作为抗菌及芳香之用）。

入脾经，有活血化瘀、止痛功能，可用于肌肉扭伤、韧带或肌腱断裂，加速肌腱修复、减轻疼痛。

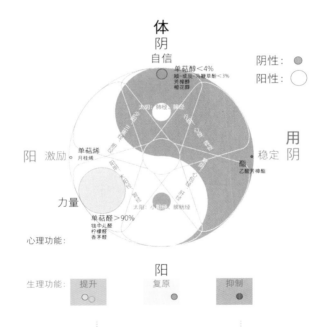

DATA
主要成分：单萜醛类、单萜醇类、酯类、单萜烯类
使用方法：熏香、外用
主要功效：镇痛、抗焦虑、抗菌、抗发炎、抗真菌、抗念珠菌

中医观点
性味：苦、寒
归经：肺、脾经
主治：抗菌感染、活血化瘀、修复止痛

生理功能　提升、复原、抑制
心理功能　力量、自信、稳定、激励
香气特色　香甜
注意事项　属"刺激性精油"

玉兰花 Magnolia

学名 *Michelia alba*（*Magnolia alba*）

玉兰花含近80%单萜醇类、近10%倍半萜烯类，还有少许单萜烯类，可作用于内分泌、免疫、皮肤等系统。

入肺经，可以化痰、通鼻窍，用于鼻塞不通、急慢性鼻窦炎、慢性鼻炎、前额头痛等症；可补益气肺气，消除疲劳、倦怠感；还可促进皮肤新陈代谢、美白肌肤，延缓衰老，改善敏感的肌肤。

入心经，具有行气活血、消肿止痛、降压的功能，适用于高血压、高血脂、冠心病、动脉硬化、糖尿病等。

入肾经，有兴奋子宫的作用，加上其活血特性，故能改善血瘀型痛经及不孕症。

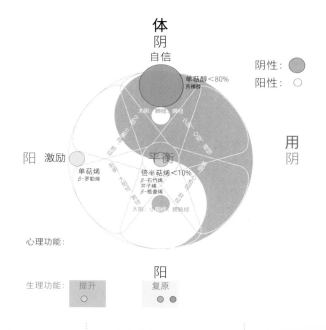

DATA
主要成分：单萜醇类、倍半萜烯类、
　　　　　单萜烯类
使用方法：熏香、外用
主要功效：止痛、抗焦虑及抑郁、抗
　　　　　菌、抗病毒、抗微生物、
　　　　　抗发炎、抗肿瘤

中医观点
性味：辛、温
归经：肺、肾、心经
主治：祛风散寒、化痰、通鼻
　　　窍、宣肺气、行气活血

生理功能　提升、复原
心理功能　自信、平衡、激励
香气特色　果香、酸甜、花香
注意事项　可能刺激敏感性皮肤

粉红胡椒

Pink Pepper
学名 *Schinus molli*

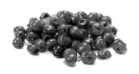

粉红胡椒含近80%单萜烯类、近15%倍半萜烯类、近10%倍半萜醇类，可作用于免疫、呼吸、皮肤等系统。

入肺经，有抗病毒、抗菌、消炎作用，可用于支气管炎、喉咙痛、咽喉水肿、牙龈炎等症状。

入心经，可提振心气，加强利尿，用于心脏血管问题（如高血压、心律不齐等）。

入膀胱经，具有利尿功能，能够加强身体代谢功能，故可用于减重、痛风、糖尿病（降血糖）等；对于泌尿生殖系统，可用于膀胱炎、性病（如淋病、生殖器疣）、经血过多等症。

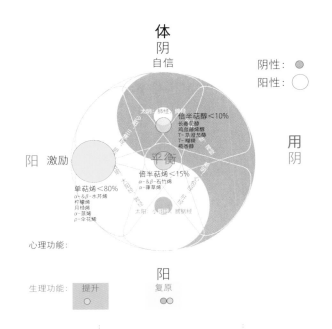

DATA		中医观点		生理功能	提升、复原
主要成分：	单萜烯类、倍半萜烯类、	性味：	辛、温	心理功能	激励、平衡、自信
	倍半萜醇类	归经：	肺、心、膀胱经	香气特色	果香、清淡木质香、
使用方法：	熏香、内服、外用	主治：	收涩止血、利尿、促		辛香
主要功效：	抗菌、抗真菌、抗病毒、		进消化、复原伤口	注意事项	属"刺激性精油"
	抗微生物、抗发炎				

西洋蓍草 Yarrow

学名 *Achillea millefolium*

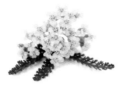

主成分为近55%倍半萜烯类（母菊天蓝烃等）、近65%单萜烯类、近30%单萜酮类、近12%单萜氧化物类、近10%单萜醇类。

入肺经，能补气、活血、止血。可消炎及促进伤口愈合，用于黏膜出血（胃出血及溃疡）；促进血液循环，可辅助治疗静脉曲张及痔疮；用于感冒、头痛、增加排汗而退烧。收敛皮肤，平衡皮肤及头皮油脂，改善掉发或秃头；母菊天篮烃成分发挥类抗组织胺功能，缓解过敏及瘙痒，用于粉刺、疤痕、感冒、湿疹、晒伤等。

入脾经，促进肠胃及胆囊分泌消化液，用于食欲不振、腹胀气、腹痛、消化不良、胃炎、腹泻等；缓解神经痛、肌肉扭伤、痛风、风湿症等。入肾经，平衡雌激素，改善月经不规则、闭经、经血过多、痛经、更年期症障碍、阴道炎、卵巢炎、子宫肌瘤、子宫脱垂、男性前列腺炎等；可利尿，用于尿液滞留、尿失禁、膀胱炎、肾结石等。

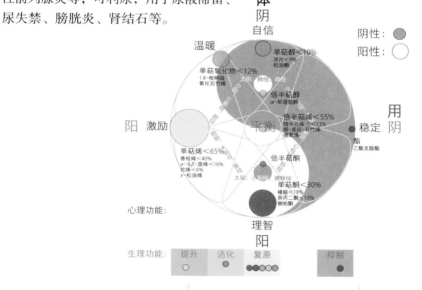

DATA

主要成分：倍半萜烯类、单萜烯类、
　　　　　单萜酮类、单萜氧化物、
　　　　　单萜醇类
使用方法：熏香、内服、外用
主要功效：抗菌、抗组织胺、收敛性、
　　　　　补气、活血、止血

中医观点

性味：苦、平
归经：肺、脾、膀胱经
主治：抗痉挛、利尿、化痰、
　　　退烧

生理功能　提升、复原、
　　　　　活化、抑制
心理功能　激励、平衡、理智、
　　　　　温暖、自信
香气特色　丰富药草味
注意事项　可能刺激敏感性皮肤

乳香 Frankincense

学名 *Boswelliafrereana*

部位分类：树脂

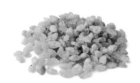

乳香为精油之王，主要作用于行气、活血、止痛，通入十二经络，有极佳之复原功能，可平衡情绪、增加心脏循环、活化免疫系统，有助于提升细胞代谢、集中精神、舒缓过动症、暴躁和不安的情绪。

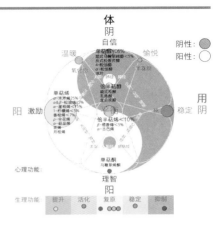

DATA
主要成分：单萜烯、倍半萜烯类、醇类

使用方法：熏香、内服、外用

主要功效：跌打损伤、活血化瘀、调整月经周期，有镇静、激发免疫力之效

中医观点
性味：辛、苦、温

归经：十二经络

主治：活血止痛、心腹疼痛、痈疮肿毒

生理功能　提升、复原

心理功能　激励、平衡、稳定

香气特色　浓郁、深邃、热情、香膏味

注意事项　孕期慎用

没药 Myrrh

学名 *Commiphoramyrrha*

部位分类：树脂

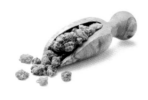

没药散血化瘀、消肿止痛，可用于外伤、出血、扭伤、挫伤。同时能促进心脏血液循环，可改善心绞痛、动脉硬化、静脉曲张。对心灵表现有极佳的平衡性，有助解除长期的情绪困扰及噩梦。熏香时，可改善认知和提神。

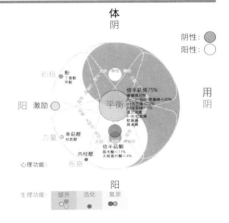

DATA
主要成分：倍半萜烯类、倍半萜酮类、单萜烯

使用方法：熏香、内服、外用

主要功效：抗感染、抗炎症、紧致肌肤、修护伤口及皱纹

中医观点
性味：苦、平

归经：心、肝、脾、肾、肺经

主治：活血化瘀、跌打损伤、内伤出血、扭伤

生理功能　复原、活化

心理功能　平衡、激励

香气特色　热情、泥土的芬芳、木香、香膏味

注意事项　孕期慎用

豆蔻 Cardamom
学名 *Elettariacardamomum*

种子

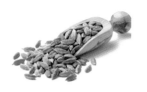

豆蔻主要作用于消化、呼吸系统，其抗痉挛的特性可用于稳定癫痫、痉挛、因紧张造成的腹胀和腹泻。能温暖身体，安抚经前症候群的头痛及易怒；也可用于风湿、心脏病等。用于熏香时，能提神，令人精神振奋及充沛。

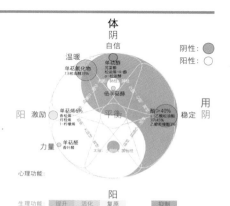

DATA
主要成分：酯类、单萜氧化物
使用方法：熏香、内服、外用
主要功效：抗菌、抗痉挛、抗发炎、消毒、利尿、催情、祛痰、健胃、抗风湿、滋补

中医观点
性味：辛、温
归经：脾、胃、肾、肺经
主治：食欲不振、胸闷恶心、胃腹胀痛

生理功能　抑制、活化
心理功能　稳定、温暖
香气特色　辛辣、果香浓郁、温暖感
注意事项　大量使用可能会导致恶心

天竺葵 Geranium
学名 *Pelargonium graveolens*

全株

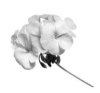

天竺葵是"平民的玫瑰"滋养肾阴，可用于平衡激素系统，调整月经周期、更年期障碍（热潮红、盗汗、情绪沮丧等）、经血过多。此外，可用于粉刺、湿疹、淡疤除皱、平衡油脂问题，对于皮肤有很好的保养作用，也可以改善水肿。

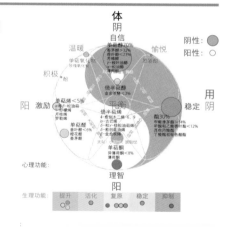

DATA
主要成分：醇、脂类、酮
使用方法：熏香、内服、外用
主要功效：抗菌、抗惊厥、抗抑郁、抗发炎、止痛、消毒、紧致皮肤、利尿

中医观点
性味：辛、苦、平
归经：肺、肝、肾经
主治：祛风除湿、活血止血、疝气、阴囊湿疹、生肌、利尿、疥癣

生理功能　复原、抑制、提升
心理功能　自信、稳定
香气特色　甜味、娇嫩、清新有香橙玫瑰味
注意事项　重复使用可能会导致某些接触过敏；孕期慎用

永久花 Helichrysum

学名 *Helichrysumitalicum*

部位分类
花朵

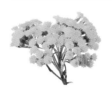

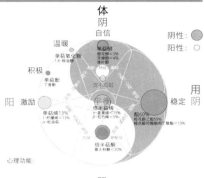

永久花属于珍贵精油，有助于提升心血管系统循环，加强血液中重金属、化学等毒素排出；其活血化瘀功能，有益于肌肉和骨骼系统；具有抗过敏作用，可减轻呼吸道过敏性气喘，并强化免疫系统。此外，永久花可促进细胞再生，是抗老的圣品，常被用于皮肤保养、伤口修复、血肿及淡化疤痕。

DATA
主要成分：倍半萜类、酯类、单萜类
使用方法：熏香、内服、外用
主要功效：促进细胞再生、伤口结疤愈合、降肝火、降低发炎反应、稳定情绪

中医观点
性味：甘、苦、微寒
归经：心、肺、肝经
主治：平肝火、健脾胃、补肺化痰、疏肝解郁、活血化瘀

生理功能　复原、抑制、提升、活化
心理功能　平衡、稳定
香气特色　浓郁果香、带有薄荷的香气
注意事项　永生花无明显的致敏性，是温和性的精油

山鸡椒 Litsea

学名 *Litseacubeba*

部位分类
果实

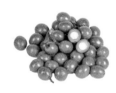

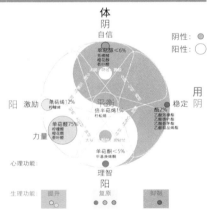

山鸡椒具有支气管扩张的功能，能减轻支气管炎、慢性哮喘，滋养呼吸系统。此外，山鸡椒功效与柠檬草相似，具有极佳的行气止痛效果，可用于缓解痛经，胃痛，腰背痛，头痛和由紧张引起的肌肉酸痛。有益于心脏系统，可用于冠心病和高血压。

DATA
主要成分：单萜醛类、单萜类、酯类
使用方法：熏香、外用
主要功效：抗病毒、抗感染、抗真菌、抗念珠菌感染、止痛、抗菌、消毒、抗发炎、滋补等功能

中医观点
性味：辛、温、微苦
归经：胃、大肠、肺、心经
主治：祛风、散寒、理气、止痛之效；具有温肾健胃、行气散结的功效

生理功能　提升、复原
心理功能　力量、激励
香气特色　柠檬香气
注意事项　敏感性精油（请采用刺激性精油的用法）

玫瑰 Rose
学名 *Rosa damascena*

部位分类
花朵

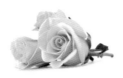

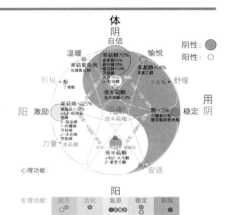

玫瑰是"精油之后"，主要作用于皮肤及用于情绪平衡，能调节内分泌系统，滋养子宫，可缓解经痛、改善性冷淡。可帮助男性精子制造，且对男女都可以提升性功能。此外，能加强血液循环、调节心律及改善贫血症；对皮肤有保湿、紧致毛孔的效果。

DATA
主要成分: 单萜醇、单萜烯、酯类
使用方法: 熏香、外用
主要功效: 抗菌、抗痉挛、催情、净化、镇静、补身、改善性冷淡、更年期不适等

中医观点
性味: 甘、温、微苦
归经: 心、肺、脾、肝、肾经
主治: 疏肝解郁、行气止痛、健脾健胃

生理功能　复原、提升
心理功能　自信、激励
香气特色　花香、浓郁、性感、深邃
注意事项　孕期慎用

香蜂草 Melissa
学名 *Melissa officinalis*

部位分类
叶子

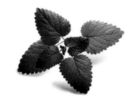

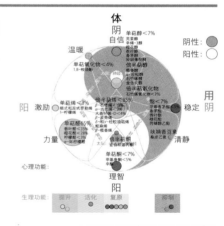

香蜂草有类似抗组织胺的功能，对于感冒、呼吸道、皮肤过敏都有效，同时能缓解气喘、慢性咳嗽、鼻过敏等症状。其叶子为心形，入心经，对心血管系统有益，可调节心律不齐，安抚情绪，调整血压，缓解精神紧张等问题。

DATA
主要成分: 单萜醛类、倍半萜烯类
使用方法: 熏香、内服、外用
主要功效: 抗病毒、抗抑郁、抗组织胺、抗痉挛、镇静、滋补、降血压

中医观点
性味: 辛、甘、温
归经: 广谱性入十二经络
主治: 外感咳嗽、安神

生理功能　提升、复原
心理功能　力量、激励
香气特色　柠檬香气
注意事项　敏感性精油，孕期慎用

茉莉 Jasmine
学名 *Jasminum grandiflorum L.*

花朵

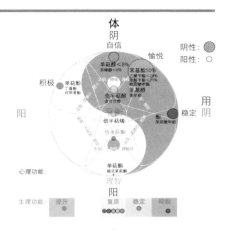

茉莉在印度被称为"晚上皇后"，属于滋阴性精油，主要作用于情绪平衡及激素系统。对于提升生殖系统、调整子宫等都有很好的功效。

此外，对于临盆妇女有助子宫收缩、并帮助排出瘀血，增加泌乳量。对于男性有壮阳、改善性欲低下、阳痿早泄等障碍。

DATA
主要成分：酯类、醇类
使用方法：熏香、外用
主要功效：抗黏膜炎、抗痉挛、
　　　　　催情、抗抑郁

中医观点
性味：辛、甘、温
归经：心、肺、肝、肾经
主治：疏肝理气、补肺、
　　　温肾

生理功能　复原、稳定
心理功能　自信、平衡
香气特色　香甜、沈静、持久、花香
注意事项　低剂量使用

快乐鼠尾草 Clary Sage
学名 *Salvia sclarea*

花朵

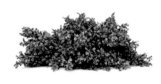

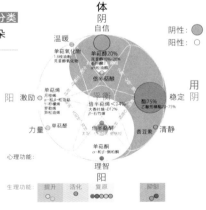

快乐鼠尾草具有平衡激素系统，用于调经、缓解更年期症候群。此外具有调整子宫、缓解痉挛的功能，可用于痛经、闭经、不孕症、月经不调、月经量少、子宫内膜异位症等。抗惊厥作用则有益减缓偏头痛、肌肉疲劳等，也可用于眼睛各种疾患。

DATA
主要成分：酯类、醇类、
　　　　　倍半萜烯类
使用方法：熏香、外用
主要功效：抗惊厥、抗痉挛、抗抑郁、
　　　　　抗真菌、镇静、滋补神经

中医观点
性味：辛、温
归经：肺、脾、肝、肾经
主治：活血调经、疏肝理气、
　　　利尿、化瘀通经、和血
　　　止血

生理功能　抑制、复原
心理功能　稳定、自信
香气特色　香草味、似干草味、稳定
　　　　　的味道
注意事项　孕期慎用、不可用于婴儿、
　　　　　饮酒时和饮酒后禁用

依兰 YlangYlang

学名 *Cananga odorata*

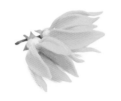

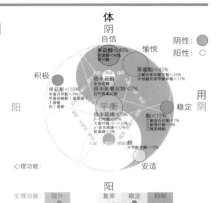

依兰入心经及心包经，有稳定心脏的功能，能平衡情绪、缓解紧张、恐慌之情绪，可作为抗抑郁剂及镇静剂，用于呼吸急促、心跳频率过高、心悸及失眠症状。能平衡激素、调补子宫、提升性欲，同时可缓解腹部绞痛、便秘、消化不良、胃痛等问题。

DATA
主要成分：倍半萜烯、酯、醇
使用方法：熏香、内服、外用
主要功效：消毒、抗痉挛、催情、抗抑郁、镇静、提神

中医观点
性味：辛、甘、温
归经：心、肾、脾经
主治：疏肝解郁、宁心安神、滋阴补肾

生理功能　复原、稳定
心理功能　平衡、愉悦
香气特色　优美的花香
注意事项　重复使用可能会导致接触过敏

莳萝 Dill

学名 *Anetbumgraveolens*

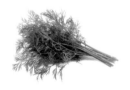

莳萝作用于消化系统，对于腹部绞痛、便秘、消化不良、胃胀气等具有修复功能；并有降胆固醇作用，预防动脉粥状硬化。此外，有助自主神经系统的平衡，舒缓紧张型头痛；并能安抚躁动不安的婴儿，哄婴儿入睡。

DATA
主要成分：单萜烯、单萜酮
使用方法：熏香、内服、外用
主要功效：抗痉挛、抗菌、祛痰、烘焙调味、促发汗、助产

中医观点
性味：辛、温
归经：大肠、胃经
主治：温脾肾、开胃、散寒、行气、解鱼肉毒、治呕逆、腹中冷痛、寒疝、痞满少食

生理功能　提升、复原
心理功能　激励、自信
香气特色　清新、甜味及香草味
注意事项　孕期和癫痫者请慎用

罗马洋甘菊 Roman Chamomile
学名 *Anthemis nobilis*

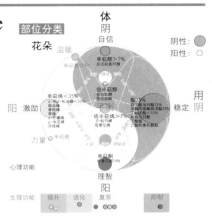

罗马洋甘菊的别名是"植物医生"，是温和性的精油，非常适合用于宝宝或易过敏之人。因其具有止痛效果，能减缓头痛、牙痛、神经痛，也可以安抚躁动的婴儿。此外，因能中和过敏，对于过敏性皮肤炎如湿疹、荨麻疹、皮肤干燥等皆有减缓的功效。

DATA
主要成分：酯类、单萜烯、单萜酮
使用方法：熏香、外用
主要功效：抗感染、抗痉挛、抗发炎、镇静、抗寄生虫

中医观点
性味：辛、凉、微苦
归经：心、肺、脾、肝
主治：感冒发热、咽喉肿痛、清热解毒、止咳平喘、清肺热

生理功能　复原、抑制
心理功能　稳定、平衡
香气特色　清新、甜味、香草果味、似苹果香气但不持久
注意事项　怀孕初期慎用

广藿香 Patchouli
学名 *Pogostemoncablin*

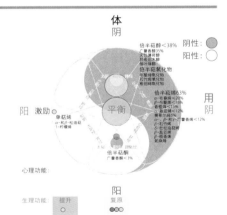

广藿香祛暑化湿，适合用于盛暑的感冒及腹泻症状。具有抗菌杀虫之特性，可作为蚊虫叮咬的解毒剂。主要用于皮肤问题，如湿疹、荨麻疹、粉刺、疱疹、头皮痒、皮肤皲裂，可收敛充血、促进伤口结疤，蜂窝性组织炎，痔疮，静脉曲张，可有效紧致肌肤。对于镇静、抗抑郁、宁神都有功效。

DATA
主要成分：倍半萜醇、倍半萜烯类
使用方法：熏香、内服、外用
主要功效：抗真菌、抗发炎、抗感染、利尿、杀虫、滋补、消毒、解毒、消水肿

中医观点
性味：辛、温
归经：脾、胃、肺经
主治：腹痛腹泻、和胃止呕、祛暑解表、外感暑湿头痛

生理功能　复原、提升
心理功能　平衡、自信
香气特色　泥土的芬芳、香草味
注意事项　广藿香可作为精油的调香剂，可少量与其他精油一起调配

薄荷 Peppermint
学名 *Mentha piperita*

部位分类
全株

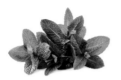

薄荷精油主要作用于消化系统、肌肉和骨骼、神经和呼吸系统、皮肤。其辛凉特性可用于感冒、发烧退热、头痛、中暑，帮助排汗，改善发炎充血、皮肤瘙痒、湿疹、癣等。具有抗痉挛作用，能缓解胃痉挛及肋间神经痛，消胀气，消化不良、晕车恶心、胃灼热、胃炎等。

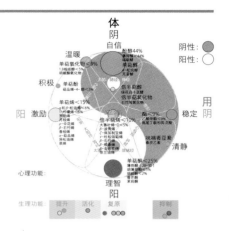

DATA
主要成分：酚醇、薄荷酮、单萜类
使用方法：熏香、内服、外用
主要功效：止痛、抗菌、抗病毒、抗痉挛、抗发炎、提神

中医观点
性味：辛、凉
归经：肺、肝、脾胃经
主治：疏散风热，头痛目赤、夏令暑湿、疏肝解郁

生理功能　复原、提升、抑制
心理功能　自信、理智
香气特色　清凉
注意事项　重复使用可能会导致接触过敏。高血压患者慎用。孕期慎用

百里香 Thyme
学名 *Thymus vulgaris*

部位分类
叶子

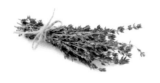

埃及人用百里香作防腐剂，具有抗氧化作用。也用于治疗呼吸道感染，是很好的肺部抗感染剂，当鼻子、喉咙、胸腔感染时，可用嗅吸法或漱口剂来抗感染。

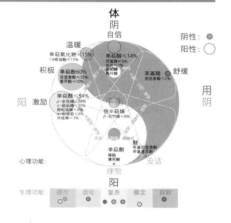

DATA
主要成分：酚、百里香酚、香芹酚、单萜烯
使用方法：熏香、内服、外用
主要功效：抗氧化、强效抗菌、抗微生物、抗病毒、抗真菌、消毒、防腐

中医观点
性味：辛、温
归经：肺、脾、三焦经
主治：温中散寒，祛风止痛；感冒、止咳平喘、风寒咳嗽

生理功能　提升、复原
心理功能　积极、激励
香气特色　清新、草药味、香草味
注意事项　对黏膜和皮肤组织有刺激性。孕期禁用。高血压患者慎用

绿薄荷 Spearmint
学名 *Menthaspicata*

部位分类
全株

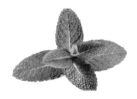

绿薄荷作用于消化系统，有助缓解打嗝、恶心想吐、腹泻胀气、牙龈发炎等。此外，可用于尿道发炎、膀胱炎、念珠菌感染、肾结石。有助于加强新陈代谢，带助体内脂肪及毒素排出。

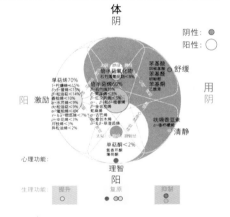

体
阴
自信
温暖
激励 阳
用 阴
稳定
理智
阳

阴性：●
阳性：○

心理功能：
生理功能：提升 活化 复原 抑制

DATA
主要成分：单萜酮、单萜烯、醇、酯类
使用方法：熏香、内服、外用
主要功效：抗菌、抗真菌、抗黏膜炎、抗抑郁、抗发炎、消毒、抗痉挛

中医观点
性味：辛、甘、凉
归经：脾、膀胱、肺经
主治：消胀止呕、提神解郁、新陈代谢

生理功能　复原、抑制
心理功能　理智、激励
香气特色　香味带甜，有新鲜的薄荷香气
注意事项　孕期慎用。婴儿禁用

黑胡椒 Black Pepper
学名 *Piper nigrum*

部位分类
果实

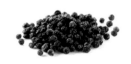

黑胡椒具有祛风理气、抗痉挛的功能，能刺激肠胃蠕动、可用于食欲不振、腹绞痛、黏膜炎、止吐等。此外，其有很好的行气止痛特性，可提升体内血液循环，对于肌肉僵硬、疼痛、牙痛、风湿性关节炎痛有很好的疗效。

体
阴
舒缓
激励 阳
用 阴
清静
理智
阳

阴性：●
阳性：○

心理功能：
生理功能：提升 复原 抑制

DATA
主要成分：单萜烯类、倍半萜烯类
使用方法：熏香、内服、外用
主要功效：止痛、抗发炎、抗黏膜炎、抗痉挛、抗病毒、解毒（解鱼类、蘑菇类食物中毒）

中医观点
性味：辛、热
归经：脾、肺、肾、三焦经
主治：温中散寒、下气、化痰。用于胃寒呕吐、腹痛腹泻、食欲不振

生理功能　提升、复原
心理功能　激励、平衡
香气特色　香料味、胡椒味、麝香、热情、香草
注意事项　对皮肤有极强的刺激性

薰衣草 Lavender

学名 *Lavandulaangustifolia*

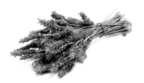

薰衣草精油为用途最广的精油。入心经可对心血管系统有益，可改善高血压、心律不齐、失眠等症状；也可改善呼吸道的过敏反应，如咳嗽、气喘、鼻过敏等。广用于皮肤问题，例如烫伤、荨麻疹、伤口、皱纹、湿疹，淡化疤痕，甚至对发秃者也有帮助。

DATA

主要成分：醇、α-松油醇、倍半萜烯

使用方法：熏香、内服、外用

主要功效：止痛、抗凝血、抗惊厥、抗抑郁、抗发炎、抗痉挛、杀虫、抗真菌、抗组织胺

中医观点

性味：辛、甘、凉

归经：脾、膀胱、肺经

主治：清热解毒、散风止痒、宁心安神、健脾和肝

生理功能：复原、抑制

心理功能：自信、稳定

香气特色：花香、甜味、香草味、香膏味

注意事项：孕期初期少量使用

桂皮 Cassia

学名 *Cinnamomum cassia*

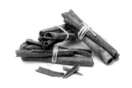

桂皮入脾经，作用于肠胃系统，可用于温胃、止恶、腹泻、消化不良等，可加强体内血糖、血脂的代谢。可温肾助阳，改善女性因寒凝气滞引起的痛经或提早停经、腰背冷痛、四肢冰冷、风湿性关节炎、肾脏病等。

DATA

主要成分：肉桂醛类、苯甲醛、酯

使用方法：熏香、内服、外用

主要功效：抗菌、抗真菌、消毒、用作烹饪的调味料

中医观点

性味：辛、甘、热

归经：肾、脾、心、肝经

主治：补火助阳，引火归源，散寒止痛，活血通经，温经止痛，暖脾祛寒

生理功能：活化、提升

心理功能：振奋、积极

香气特色：香料味、热情、甜味

注意事项：重复使用能导致严重的接触过敏。孕期禁用

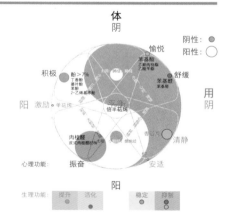

岩兰草 Vetiver

学名 *Vetiveriazizanioides*

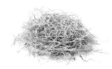

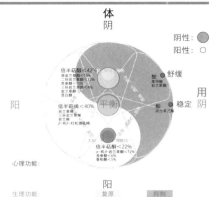

岩兰草在印度称为"宁静之油";主要用于情绪平衡,对于中枢神经有极佳的平衡、镇静作用,帮助进入深层睡眠,对于注意力不足的过动症也有帮助。此外,其活血行血的功能,能增加局部血液循环、减轻肌肉酸痛、关节炎等症状。

DATA

主要成分: 倍半萜类(倍半萜醇、倍半萜烯、倍半萜酮)

使用方法: 熏香、内服、外用

主要功效: 消毒、抗痉挛、镇静、激发免疫力、促进循环

中医观点

性味: 寒、微苦、咸

归经: 心、肺、肾经

主治: 清热凉血、利尿通淋、解毒疗疮

生理功能: 复原、抑制

心理功能: 平衡、稳定

香气特色: 浓重、泥土芬芳、香膏味

注意事项: 怀孕期少量使用

肉桂 Cinnamon

学名 *Cinnamomumzeylanicum*

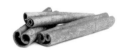

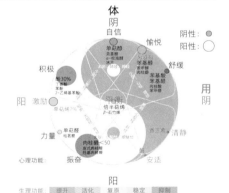

肉桂为强抗菌剂,可解表里之寒症,提升免疫系统,减轻感冒、发烧、咳嗽的症状。滋补肾阳,可刺激性欲、温暖子宫,改善性冷淡、阳痿等症状。

DATA

主要成分: 肉桂醛、酚类

使用方法: 熏香、内服、外用

主要功效: 抗菌、抗真菌、抗病毒、抗发炎、抗感染、抗痉挛、刺激免疫系统、增强其他精油的活性

中医观点

性味: 辛、热、甘

归经: 心、脾、肺、肾经

主治: 补阳除寒,暖脾胃,通血脉、暖子宫,上热下寒等症

生理功能: 提升、活化

心理功能: 振奋、积极

香气特色: 木质香气、带有柠檬酸香的气息

注意事项: 重复使用能导致严重的接触过敏;孕期慎用

柠檬草 Lemongrass

学名 *Cymbopogonflexuosus*

部位分类 叶子

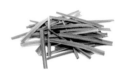

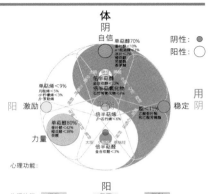

柠檬草主要作用于免疫系统、肌肉和骨骼。可用于感冒退烧、头痛、气喘，及净化空气；此外，其具有行气、通经络作用，帮助血液循环、提升活力、缓解慢性疲劳、减轻肌肉酸痛。对于正在哺乳的妇女，也可促进乳汁分泌，使乳腺畅通。

DATA
主要成分：单萜醛、倍半萜类
使用方法：熏香、外用
主要功效：止痛、抗菌、消毒、抗发炎、滋补、防蚊驱虫

中医观点
性味：辛、温
归经：肺、脾、膀胱经
主治：疏风解表，补虚行气，通经络；心烦胁痛、利湿

生理功能　复原、提升
心理功能　力量、平衡
香气特色　新鲜柠檬带有辛辣干草香气，类似香茅
注意事项　对皮肤有刺激性，请参考刺激性精油及用法

牛至 Oregano

学名 *Origanumvulgare*

部位分类 叶子

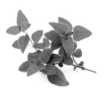

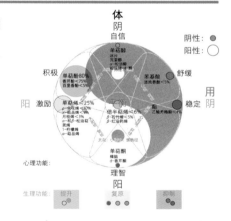

牛至是一种广谱之强抗菌剂，用于对抗各种病毒、细菌、真菌、念珠菌感染，如香港脚、鸡眼、疣、阴道炎等；其抗组织胺的功效，可减轻鼻黏膜肿胀、缓解鼻过敏、鼻息肉；它可以提升免疫系统，增强免疫力，有益于骨骼肌肉系统，行气通经络，缓解关节炎、肌肉酸痛、肌腱炎等。

DATA
主要成分：酚类、单萜稀
使用方法：熏香、外用
主要功效：具有止痛、抗菌、抗氧化、抗发炎、抗感染、抗寄生虫、消毒，刺激免疫系统、发汗、利尿等

中医观点
性味：辛、温
归经：脾、肺、胆经
主治：发汗解表、消暑化湿中暑、感冒、急性肠胃炎、腹痛

生理功能　提升、复原
心理功能　积极、激励
香气特色　香草味、猛锐
注意事项　对皮肤有极强的刺激性

生姜 Ginger

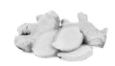

学名 *Zingiber officinale*

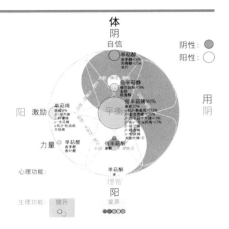

生姜入脾胃，能温通寒气、消胀气、缓解胃痉挛，可用于晕车、晕船之反胃头痛、孕妇恶心呕吐、水肿、脚气等。此外，其温暖的特性能提升血液循环，排除体内寒湿之气，对于风湿性关节炎、肌肉酸痛、手脚冰冷都具有很好的功效。

DATA
主要成分：倍半萜烯类
使用方法：熏香、内服、外用
主要功效：消毒、刺激、滋补、暖身、利尿

中医观点
性味：辛、温
归经：肺、脾、肾经
主治：解表散寒、风寒感冒，胃寒呕吐、寒痰咳嗽，温中止呕、化痰止咳

生理功能　复原、提升
心理功能　平衡、激励
香气特色　甜味、香料味的木香、热情、持久
注意事项　重复使用可能会导致接触过敏。用后3～6小时内避免日照

佛手柑 Bergamot

学名 *Citrus bergamia*

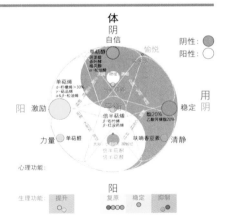

佛手柑作用于消化系统、情绪及皮肤。具有抗菌功能，尤其是链球菌和葡萄球菌感染，对于尿道炎、膀胱炎和阴道炎有很好的修护力，也有抗病毒作用，对唇疱疹病毒有抑制作用。此外有疏肝理气的功效，可以安抚焦虑紧张、提振精神，用于缓解经前紧张症候群、更年期症状等各种症状。

DATA
主要成分：单萜烯、酯类、倍半萜烯类
使用方法：熏香、内服、外用
主要功效：具有止痛、抗菌、抗真菌、抗病毒、抗发炎、抗感染、抗寄生虫、抗痉挛、镇静

中医观点
性味：辛、苦、温
归经：肝、脾、肺经
主治：疏肝理气、和胃止痛，用于肝胃气滞，胸胁胀痛，胃脘痞满，食少呕吐

生理功能　提升、复原、抑制
心理功能　激励、稳定
香气特色　甜味、活泼、橙香、果香
注意事项　重复使用可能导致接触过敏。具敏性，使用后72小时内避免日照或紫外线照射

马郁兰 Marjoram

学名 *Origanummajorana*

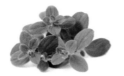

马郁兰可提升副交感神经系统，具有镇定、放松的功能，对于降血压、失眠、颈椎僵硬疲劳都有效。此外，有行气解毒的功效，可以促进皮下微血管扩张，增强局部血液循环，代谢堆积在肌肉中的乳酸及其他有毒物。作用于心血管系统、肌肉和骨骼系统。

DATA

主要成分：单萜、醇、α-松油醇

使用方法：熏香、外用

主要功效：抗菌、抗痉挛、抗感染、动脉扩张、镇静、滋补、消毒、抑制性欲

中医观点

性味：辛、苦、温

归经：心、肺、脾经

主治：祛寒湿、活血化瘀、止痛、镇静安神

生理功能	提升、复原
心理功能	激励、自信
香气特色	香草味、娇柔、香料味
注意事项	孕期慎用

葡萄柚 Grapefruit

学名 *Citrus x paradisi*

葡萄柚具利尿及解毒功能，增加身体组织中利湿化痰的功能，推动淋巴液，使滞留在体内的体液以及脂肪能流通代谢，并溶解脂肪团块，因此常用于代谢异常如肥胖症、水肿等症。此外，能调节食欲，让过盛之食欲下降，非常适合怀孕期妇女使用，可消除水肿、控制体重以及缓解怀孕时期的焦虑等。

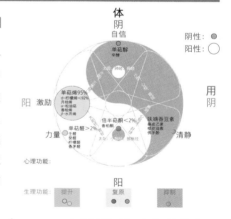

DATA

主要成分：单萜烯类

使用方法：熏香、内服、外用

主要功效：有抗抑郁、杀菌、消毒、化痰、利尿、滋补

中医观点

性味：辛、甘、温

归经：脾、三焦、心包、胆经

主治：化痰利湿、消脂、健脾

生理功能	提升、复原
心理功能	激励
香气特色	清爽、激情、橙香、清新
注意事项	属光敏性精油，用后12小时内避免日照。对皮肤有极强的刺激性

罗勒 Basil

学名 *Ocimumbasilicum*

部位分类
叶子

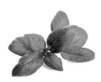

罗勒具有抗菌、抗感染、消炎止痛的功效，可用于各种呼吸道感染，以及支气管炎、咳嗽、感冒发烧等。此外，具有抗痉挛作用，可用于消化系统腹痛、消化不良、胃痉挛、腹泻等。其作用于少阳经，可用于偏头痛、耳疾、肝胆疾患等。另外，其活血通经功能，可用于月经过少、闭经、乳房胀痛、增加泌乳量等。

DATA

主要成分：醇类、酚醚、基萎叶酚
使用方法：熏香、内服、外用
主要功效：抗菌、抗感染、抗发炎、止痛、强效抗痉挛、抗氧化、抗病毒、抗黏膜炎、抗抑郁的作用

中医观点

性味：辛、温
归经：肺、脾、膀胱、胆经
主治：发汗解表、祛风利湿、散瘀止痛。用于风寒感冒、头痛、风湿关节痛

生理功能　复原、稳定
心理功能　自信、安适
香气特色　香草味、似茴芹味、樟脑味
注意事项　孕期禁用。不适用癫痫患者。可能对敏感性肌肤产生刺激

苦橙叶 Petitgrain

学名 *Citrus aurantium*

部位分类
叶子

苦橙叶能帮助重振精神，调整被压力影响的生理功能，可平衡情绪，有助于刺激心智，提升注意力，帮助记忆；能安神助眠，缓和快速的心跳，调理呼吸频率，安抚愤怒、恐慌、抑郁的情绪；其活血化瘀作用，可净化血液、平衡血压，也可用于通经、改善月经过少。其拥有令人愉悦的香气，常广泛使用于香水及化妆品中。

DATA

主要成分：单萜醇、倍半萜烯类、酯
使用方法：熏香、外用
主要功效：抗菌、消毒、抗感染、抗发炎、抗氧化、抗痉挛、除臭

中医观点

性味：苦、辛、甘、温
归经：心、脾、肺经
主治：镇静安神、健脾舒肝

生理功能　抑制、复原
心理功能　稳定、平衡
香气特色　带有橙花淡淡的香甜、橙果的鲜美与橙叶细致的气味
注意事项　敏感性肌肤者需稀释使用

迷迭香 Rosemary

学名 *Rosmarinusofficinalis*

部位分类：花、叶

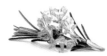

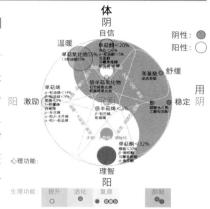

迷迭香作用于呼吸、免疫、神经系统，具有补气作用，是天然的强心剂，可舒缓心悸，有助于低血压恢复正常；可用于贫血、降低胆固醇及动脉粥样硬化。入肺经，具有化痰及抗黏膜发炎作用，可用于感冒、咳嗽痰多、支气管炎等。此外，它有利肝健胆的功能，可用于肝硬化、肝脏发炎、胆结石，改善消化不良、胀气等。对于女性则可改善月经周期紊乱、阴道炎。

DATA
主要成分：氧化物、单萜、酮、倍半萜稀
使用方法：熏香、内服、外用
主要功效：具有抗氧化、抗菌、抗感染（葡萄球菌及链球菌）、抗发炎、止痛、抗真菌、抗黏膜炎、祛痰等功能

中医观点
性味：辛、温
归经：心、肺、胆、膀胱经
主治：发汗、健脾、安神、止痛、利水

生理功能　活化、复原、提升
心理功能　温暖、理智
香气特色　香草、强烈、樟脑的香气
注意事项　孕期禁用。不适用癫痫患者。高血压患者禁用

冬青 Wintergreen

学名 *Gaultheriafragrantissima / procumbens*

部位分类：叶子

冬青表现极显著之止痛及抗发炎作用，其作用类似可的松（Cortisone），可缓解发炎现象（红、肿、热、痛），有消炎镇痛作用。此外，有很好的行气止痛、活血通络特性，主要作用于肌肉骨骼系统，用于风湿、肌肉急慢性疼痛、关节炎、肌腱炎、抽筋、骨骼疼痛、骨质疏松等。

DATA
主要成分：90%为水杨酸甲酯
使用方法：熏香、外用
主要功效：有止痛、抗发炎、抗风湿、抗痉挛、防腐、提升血液循环

中医观点
性味：苦、涩、凉
归经：肾经
主治：跌打损伤、接骨去瘀、祛风活络、消肿止痛

生理功能　稳定、抑制
心理功能　愉悦、舒缓
香气特色　有强烈的薄荷香味
注意事项　孕期禁用。不适用于癫痫患者。部分人可能会对水杨酸甲酯极度敏感。使用前应在小面积皮肤上试用以防止过敏

甜茴香 Fennel
学名 *Foeniculumvulgare*

部位分类
种子

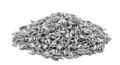

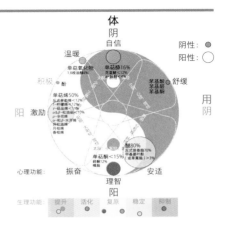

甜茴香精油可用于治疗腹部绞痛、打嗝、胀气、恶心反胃，增进肠胃蠕动。可降低过盛的食欲，用于肥胖症，清除皮下堆积的体液及脂肪层（橘皮组织）。可调节激素、温暖子宫、缓解痛经或下肢疼痛，增加过少的经血量及泌乳量；同时，可对抗泌尿道细菌感染、膀胱炎等病症。

DATA
主要成分：酚醚、单萜、醇、酮
使用方法：熏香、内服、外用
主要功效：利尿、抗痉挛、化瘀、抗寄生虫、解毒、利尿、祛痰

中医观点
性味：辛、温
归经：脾、肾、肺经
主治：温肾散寒、和胃理气；治寒疝，少腹冷痛，肾虚腰痛，胃痛，呕吐

生理功能　稳定、提升、复原
心理功能　安适、激励
香气特色　甜味，有点香料味
注意事项　重复使用可能会导致接触过敏。如果容易引起癫痫，请慎用。孕期慎用

茶树 Melaleuca
学名 *Melaleuca alternifolia*

部位分类
叶子

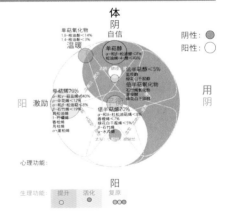

茶树主要作用于免疫、呼吸系统和皮肤系统。可广泛运用于皮肤症状，对抗细菌、真菌、病毒、念珠菌的感染，如粉刺、皮肤过敏、湿疹、皮癣、荨麻疹、香港脚、外伤、烫伤、口角炎、疖疮、疣、阴道炎、尿道感染等皆有修护的功效。此外，茶树可以促进发汗，用排汗的方式将病原体及毒素排出体外，可用于外感的退烧、咳嗽、咽喉痛等。

DATA
主要成分：单萜烯、单萜醇、倍半萜烯类
使用方法：熏香、外用
主要功效：止痛、抗菌、抗发炎、抗氧化、抗寄生虫、强力消毒、刺激免疫系统、祛痰、组织再生

中医观点
性味：苦、凉
归经：肺、脾经
主治：清热解毒、解表、止咳化痰、肿毒

生理功能　提升、复原
心理功能　激励、自信
香气特色　草本气味、凉爽中略带木质气息
注意事项　重复使用，可能造成接触性过敏

胡荽 Coriander

学名 *Coriandrumsativum L.*

部位分类
种子

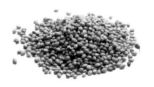

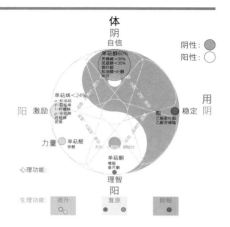

体
阴
自信

阴性：●
阳性：○

单萜醇80%
芳樟醇<30%
芫荽醇<30%
松油烯-4-醇

阳 激励

单萜烯<24%
α-松油萜
γ-萜品烯
1-柠檬烯
ρ-月桂烯
β-月桂烯

用 稳定 阴
酯
乙酸沉叶酯
乙酸芳樟酯

力量 单萜醛

单萜酮
樟脑
香芹酮

心理功能：

理智
阳

生理功能：提升 ○○　复原 ●　抑制 ●

胡荽对于体虚气弱者是一种柔和的刺激剂，能提升脾胃之气、心脏及血液循环，可改善慢性疲劳的身心状态；温暖全身，缓解肌肉酸痛、抽筋、风湿性关节炎等。此外，其镇痛功能，可以减轻神经痛、风湿痛、痛经、头痛等。

DATA
主要成分：单萜醇、单萜烯类
使用方法：熏香、内服、外用
主要功效：具有止痛、抗菌、净化、抗发炎、抗痉挛、镇静、抗氧化、抗风湿的特性

中医观点
性味：辛、温
归经：肺、脾、肾经
主治：发汗透疹、健胃消食、利尿通便、祛风解毒

生理功能　复原、提升
心理功能　自信、激励
香气特色　木香，香料味及甜味
注意事项　大量使用胡荽会使人昏沉，建议谨慎地使用

胡荽叶 Cilantro

学名 *Coriandrumsativum L.*

部位分类
叶子

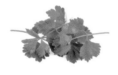

体
阴
自信

阴性：●
阳性：○

单萜醇40%
芳-樟醇
α-松油萜

积极 酚
丁香酚

用 阴

醛40%～50%
肉豆蔻醛
癸醛-十四烷醛
十一醛

倍半萜酮
α-紫罗兰酮

力量

阳

心理功能：

阳

生理功能：提升 ●　复原 ● ●

自古希腊时代胡荽叶的熏香被用于减轻焦虑和改善失眠。对于脾胃有帮助消化、消除胀气的功能。具抗氧化作用，可促进身体解毒及排毒功能。此外，可用于"透发风疹"，帮助麻疹时让红疹顺利透发；也可用于寒性的流感或感冒。

DATA
主要成分：醛类、单萜醇
使用方法：熏香、内服、外用
主要功效：抗氧化、抗菌、抗真菌、保护皮肤、解毒剂的特性

中医观点
性味：辛、温
归经：肺、脾、胃经
主治：发汗透疹、感冒无汗

生理功能　提升、复原
心理功能　力量、自信
香气特色　带有橙花淡淡的香甜、橙果的鲜美与橙叶细致的气味
注意事项　可能对敏感或受损肌肤造成刺激

丁香 Clove
学名 *Eugenia caryophyllata*

部位分类
花朵

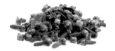

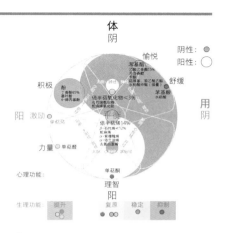

体
阴

阴性：●
阳性：○

丁香是极佳的止痛剂，用于牙痛、麻醉、神经痛、风湿痛、关节痛、紧张型头痛等。其具有抗痉挛作用，用于胃胀打嗝、腹泻、肠痉挛、恶心呕吐、口臭、疝气、腹痛等。也可用于皮肤之抗菌（真菌、病毒、念珠菌、细菌）、疮、病毒疣、单纯性疱疹、鸡眼、溃疡、蚊虫叮咬、脂肪瘤、疥癣、荨麻疹等。

DATA
主要成分：酚类
使用方法：熏香、内服、外用
主要功效：有止痛、抗菌、抗真菌、抗病毒、抗氧化、抗发炎、抗感染、抗寄生虫

中医观点
性味：辛、温
归经：脾、胃、肾、肺经
主治：降气止呃，温中散寒止痛，温肾助阳

生理功能　提升、复原
心理功能　积极、愉悦
香气特色　香料味、温暖及略带激情的味道
注意事项　重复使用能导致严重的接触过敏。孕期慎用。可对敏感皮肤产生刺激

冷杉 White Fir
学名 *Abies alba*

部位分类
叶子

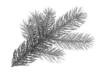

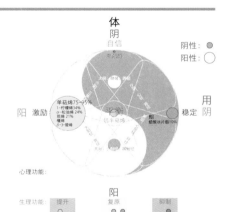

体
阴

阴性：●
阳性：○

冷杉有补气、化痰功能，能清除支气管中的黏液、脓痰，可用于呼吸道感染，如流感引起的全身酸痛、鼻塞、支气管阻塞、咳嗽、支气管炎、鼻窦炎、气喘等症状。此外，具有行气止痛、通经络的功效，可用于肌肉疲劳、僵直性脊椎炎、风湿关节炎、转骨等。

DATA
主要成分：单萜烯类、酯类
使用方法：熏香、外用
主要功效：止痛、抗风湿、抗黏膜炎、祛痰、消毒

中医观点
性味：苦、涩、温
归经：肺、肾经
主治：祛风活血，明目，安神，解毒，止痒。用于流行性感冒、风湿关节痛、神经衰弱等

生理功能　提升、抑制、复原
心理功能　激励、稳定
香气特色　清新、木香、泥土的芬芳
注意事项　对敏感皮肤产生刺激

柠檬 Lemon
学名 *Citrus limon*

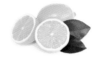

柠檬主要作用于消化、免疫、呼吸系统，能够提升免疫力，预防疾病的传染，还能促进胰岛素分泌，有利于控制血糖，并溶解脂肪团块；具利尿作用，消除水肿。也可调节血压，避免动脉粥状硬化，并缓解静脉曲张；适用于肝病及儿童肝功能不足。可净化血液，增加毒素及痰浊的代谢。

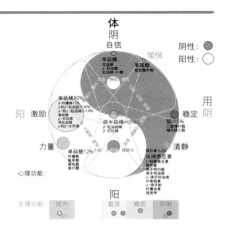

DATA
主要成分：单萜烯类
使用方法：熏香、内服、外用
主要功效：抗抑郁、抗菌、抗真菌、抗氧化、抗病毒、提神、利尿

中医观点
性味：苦、温
归经：肺、脾、胃、肝经
主治：疏滞、和胃、止痛、利尿，行气化痰。主治脾胃气滞、脘腹胀痛、食欲不振

生理功能　提升、复原
心理功能　激励、力量
香气特色　木质香气、带有柠檬酸香的气息
注意事项　用后12小时内避免日照。对皮肤有极强的刺激性

莱姆 Lime
学名 *Citrus aurantifolia*

莱姆具有消毒功能，可快速提升免疫力，缩短感冒病程，并降低感染病毒、细菌的概率，可用于发烧、咽喉痛、咳嗽、化痰、鼻窦炎等；对淋巴有促进排毒的作用，对皮肤有收敛、紧致调理、保养指甲的功能。

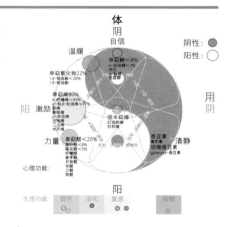

DATA
主要成分：单萜烯类
使用方法：熏香、内服、外用
主要功效：抗癌、抗菌、抗病毒、抗氧化、消毒、净化、恢复能量的功能

中医观点
性味：苦、温
归经：肺、脾、胃经
主治：清肺热、外感解表、化湿利水

生理功能　提升、活化
心理功能　激励、力量
香气特色　甜味，较淡的柠檬香气
注意事项　属光敏性精油，用后12小时内避免日照。对皮肤有极强的刺激性

野橘 Wild Orange

学名 *Citrus sinensis*

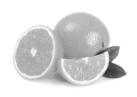

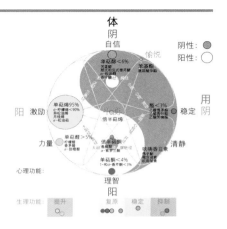

野橘主要作用于消化、免疫、皮肤等系统，还可使情绪平衡。能提神并镇静紧张的情绪，缓解因紧张造成的心悸、胸闷、胸痛、失眠等；能清肺化痰，用于咳嗽化痰、支气管炎；也能缓解消化道之痉挛，如腹泻、腹痛、肠躁症、胃酸反流等。

DATA
主要成分：单萜烯类
使用方法：熏香、内服、外用
主要功效：有消毒、抗抑郁、抗痉挛、镇静、滋补的功能

中医观点
性味：辛、苦、温
归经：肺、脾、心、肝经
主治：理气健脾，燥湿化痰，胸脘胀满，食少吐泻，咳嗽痰多

生理功能　提升、复原
心理功能　激励、平衡
香气特色　清新、甜味、橙香
注意事项　属光敏性精油，用后12小时内避免日照。对皮肤有极强的刺激性

白桦 Birch

学名 *Betulalenta*

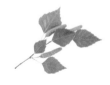

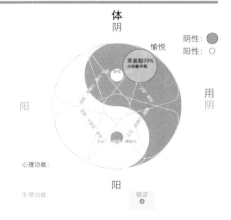

白桦与冬青的作用相似，表现极显著的止痛及抗发炎作用，其作用类似可的松（Cortisone），可缓解发炎现象（红、肿、热、痛）。此外，其抗发炎的特性可用于膀胱炎、痛风、肾结石，可减轻关节不适，舒缓骨骼疼痛。

DATA
主要成分：水杨酸甲酯
使用方法：熏香、外用
主要功效：止痛、抗发炎、抗风湿、抗痉挛、利尿、消毒、提升血液循环等

中医观点
性味：苦、平
归经：肾经
主治：行气通经络、化瘀止痛

生理功能　稳定
心理功能　愉悦
香气特色　强烈的、浓烈的香气
注意事项　孕期禁用。不适用于癫痫患者。部分人可能会对水杨酸甲酯极度敏感。使用前应在小面积皮肤上试用以防止过敏

尤加利 Eucalyptus

学名 *Eucalyptus radiata*

部位分类
叶子

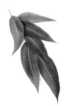

尤加利主要作用于呼吸系统及皮肤，有极强的抗菌及抗病毒功能，可用于治疗单纯疱疹病毒引起的口唇疱疹和生殖器疱疹以及带状疱疹引起的水泡及神经痛、麻疹、猩红热等。是很好的免疫刺激剂，适合经常感到疲倦、容易感冒的人使用，尤其适合儿童使用。

体
阴
自信

阴性：
阳性：○

温暖

单萜醇<19%
α-松油醇14%
1.8桉油醇

单萜氧化物62~72%
1.8桉油醇

倍半萜氧化物
石竹烯氧化物

单萜烯<24%
α和β-松油烯<12%
I-柠檬烯<3%
月桂烯
α-侧柏烯

阳 激励

力量

单萜醛8%
橙花醛
香叶醛
香叶醇
柠檬醛

用
阴

心理功能：

阳

生理功能： 提升 活化 复原

DATA		中医观点		生理功能	提升、活化、复原
主要成分：	单萜氧化物、单萜烯类、醇类	性味：	辛、苦、寒	心理功能	温暖、激励
		归经：	肺经	香气特色	香气清新，有怡人的香脂味
使用方法：	熏香、外用	主治：	清热解毒、疏风解表 利尿、去痰		
主要功效：	具有止痛、抗菌、驱虫、抗感染、抗发炎、抗病毒、祛痰的功能			注意事项	孩童使用需降低剂量

丝柏 Cypress

学名 *Cupressussempervirens*

部位分类
叶子

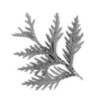

丝柏可溶解黏液、有极佳的收敛功能，凡是体内的液体如体液、汗液、血液、经血过多，都可以用丝柏收敛，例如大汗出、腹泻、经血过多、出血、流鼻血、小便失禁、水肿、痔疮出血等。因具有护肝功能，可用于眼睛的发炎肿痛。

体
阴
自信

阴性：
阳性：○

温暖

氧化物

酯 舒缓
二萜醇

单萜醇<7%
α-松油醇<4%
龙脑
雪松醇
月桂醇

倍半萜醇<55%
雪松醇
松油醇

阳 激励

单萜烯77%
α-蒎烯<50%
δ-3-蒈烯<35%
β-蒎烯
I-柠檬烯
香桧烯
β-松油烯

倍半萜烯
δ-杜松烯<35%
α-雪松烯

平衡

酯 稳定
3-乙酸葡萄酯醇素<5%
蒈醇素<4~γ乙酯

用
阴

心理功能：

阳

生理功能： 提升 活化 复原   抑制

DATA		中医观点		生理功能	提升、复原
主要成分：	单萜烯类、倍半萜类	性味：	苦、寒	心理功能	激励、平衡
使用方法：	熏香、外用	归经：	肺、肝、脾、肾经	香气特色	清新和香草味、淡淡木香及冬青香
主要功效：	抗菌、抗感染、利尿、溶解黏液、消毒、淋巴循环、血管收缩	主治：	凉血止血、祛风利湿、清热、泻火解毒	注意事项	孕期慎用

檀香 Sandalwood

学名 *Santalum album*

部位分类　木材

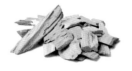

檀香可以保护心血管系统，能宁心安神，有助于静坐、冥想。檀香是极佳的肺部杀菌剂，适用于呼吸道之干咳、久咳、慢性支气管炎、喉咙干燥等症状；用于缓解皮肤过敏症状，如干性湿疹、皮肤干燥、皮肤老化；可舒缓腰背痛、坐骨神经痛。

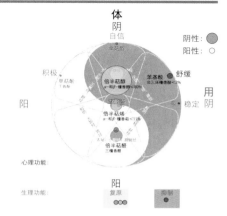

DATA
主要成分：倍半萜醇、倍半萜稀类
使用方法：熏香、外用
主要功效：抗抑郁、消毒、抗肿瘤、镇静、宁神、催情、紧致皮肤等

中医观点
归经：心、脾、肾、肺经
主治：调膈上诸气，畅脾肺、利胸膈，行气温中、开胃止痛，治寒凝气滞的胸腹冷痛、胸痹绞痛

生理功能　复原
心理功能　平衡、舒缓
香气特色　柔和、木香、甜味、泥土的芬芳
注意事项　孕期慎用

夏威夷檀香 Hawaiian Sandalwood

学名 *Santalumpaniculatum*

部位分类　木材

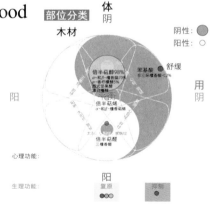

夏威夷檀香与檀香类似，其倍半萜醇含量高于檀香，作用于情绪平衡、肌肉骨骼、神经系统、皮肤。有益于心血管系统，可以镇静安神，缓解阿尔茨海默病、抑郁症、精神错乱、恐惧等；可增强血液循环，促进软骨再生，并舒缓腰痛和坐骨神经痛、多发性硬化症等相关的症状。

DATA
主要成分：倍半萜醇、α 檀香脑-β-檀香脑
使用方法：熏香、内服、外用
主要功效：抗抑郁、消毒、镇静、宁神、催情、紧致皮肤、驱虫

中医观点
性味：辛、温
归经：心、脾、肾、肺经
主治：开胃止痛、治寒凝气滞的胸腹冷痛

生理功能　复原、抑制
心理功能　平衡、舒缓
香气特色　柔和、木香、香料味、甜味
注意事项　孕期慎用

杜松子 Juniper Berry

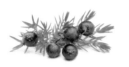

学名 *Juniperuscommunis*

部位分类
果实

杜松子能帮助体内排出累积之毒素，可作为生殖泌尿道的抗菌剂，用于尿道炎、膀胱炎、肾炎、阴道炎、白带等。为强利尿剂，有效增加肾脏及泌尿道血液循环，排出代谢废物，可用于水肿、体液滞留、排尿无力、前列腺肿大、肾结石。

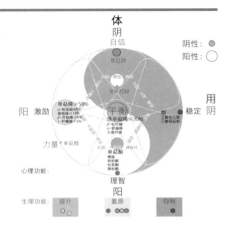

DATA
主要成分：单萜烯类、
　　　　　倍半萜烯类
使用方法：熏香、外用
主要功效：消毒、抗痉挛、利尿、
　　　　　排毒、解毒、防腐、紧
　　　　　致皮肤

中医观点
性味：辛、甘、温
归经：肺、肾、膀胱经
主治：祛风、镇痛、除湿、利尿；
　　　治风湿性关节炎、痛风、肾
　　　炎、泌尿道发炎、血尿、水
　　　肿等

生理功能　提升、复原
心理功能　激励、平衡
香气特色　甜味、香膏味、持久
注意事项　肾脏功能差、孕期需注
　　　　　意剂量

雪松 Cedarwood

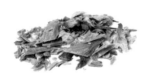

学名 *Juniperusvirginian*

部位分类
木材

雪松是内分泌与神经系统的调节剂，具抗菌功能，可收敛毛孔，对肺经有止咳化痰的功能，可改善油性皮肤、痤疮、粉刺、消除湿疹、干癣、疮、脓、脂溢性皮肤炎、头皮屑、秃发等；雪松具有男性化的香气，适合用于男性的痤疮或作为剃须后的柔软水用。

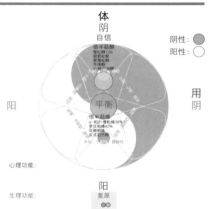

DATA
主要成分：倍半萜醇类、倍半萜烯类、
　　　　　β-雪松烯
使用方法：熏香、外用
主要功效：抗真菌、抗感染、消毒、镇静、
　　　　　利尿、化痰、驱虫、紧致皮肤

中医观点
性味：甘、平
归经：肺、膀胱经
主治：利湿化痰、止咳、清
　　　利下焦痰湿

生理功能　复原
心理功能　平衡
香气特色　香味、热情、柔和、
　　　　　木香味
注意事项　孕期慎用

侧柏 Arborvitae
学名 *Thujaplicata*

木材

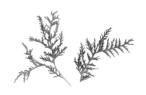

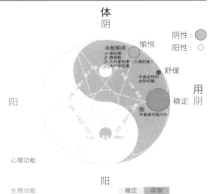

侧柏精油中富含甲基侧柏酯达45%，侧柏具有很好的抗细菌、真菌的特性，对湿疹、牛皮癣有相当的疗效，对于脱发也有极佳的疗效。此外，有抗病毒的功效，可抑制乙型、丙型肝炎，许多研究显示侧柏具有抗肿瘤作用。

DATA
主要成分：酯类、卓酚酮类
使用方法：熏香、外用
主要功效：抗菌、抗真菌、抗病毒、抗念珠菌、抗癌、消毒、宁神等

中医观点
性味：苦、涩
归经：肺、肝经
主治：补肺气、宁神、益肝肾

生理功能　抑制、稳定
心理功能　愉悦、稳定
香气特色　深厚、中草药味、木香、泥土的芬芳
注意事项　孕期禁用

穗甘松 Spikenard
学名 *Nardostachysjatamansi*

根部

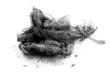

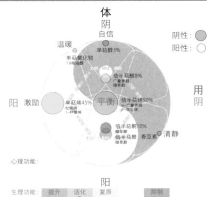

穗甘松具抗过敏的功能，有助于改善皮肤出现的过敏反应，如湿疹、荨麻疹等，同时可促进皮肤再生，抗皱纹，滋养头发，可用于皮肤溃疡、伤口、蜂窝性组织炎等。此外，具有放松的功效，可改善失眠、焦虑、偏头痛、心悸、心动过速、心律不齐、脑部疾病、降血压等。

DATA
主要成分：倍半萜烯类、倍半萜醇、倍半萜酮
使用方法：熏香、外用
主要功效：抗菌、抗念珠菌、抗真菌、抗发炎、抗氧化、利尿、放松、润肤等

中医观点
性味：辛、温
归经：脾、胃、肾、肺经
主治：咳嗽、风疹、安神镇静、利尿解毒

生理功能　提升、复原
心理功能　自信、平衡
香气特色　低沉的泥土气味
注意事项　孕期少量使用

手太阴肺经

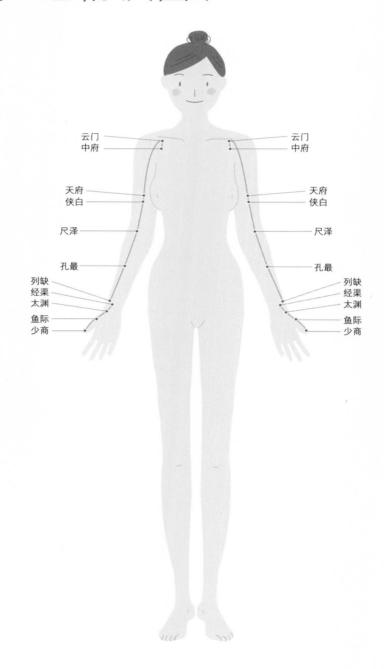

云门
中府

天府
侠白

尺泽

孔最

列缺
经渠
太渊
鱼际
少商

云门
中府

天府
侠白

尺泽

孔最

列缺
经渠
太渊
鱼际
少商

手阳明大肠经

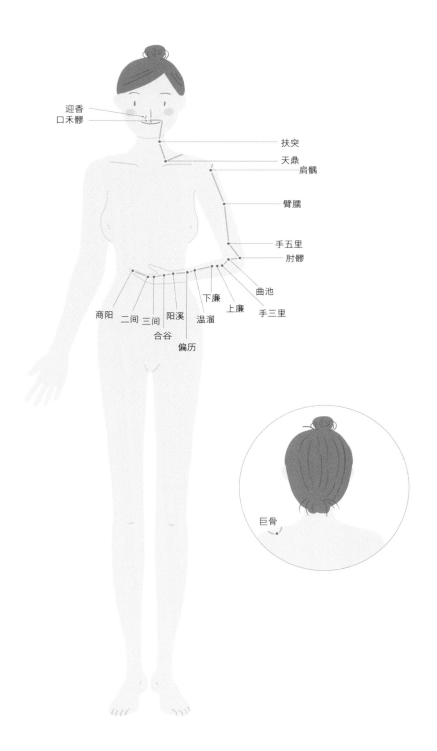

迎香
口禾髎

扶突
天鼎
肩髃

臂臑

手五里
肘髎

曲池
上廉
手三里

下廉

商阳
二间
三间
阳溪
合谷
温溜
偏历

巨骨

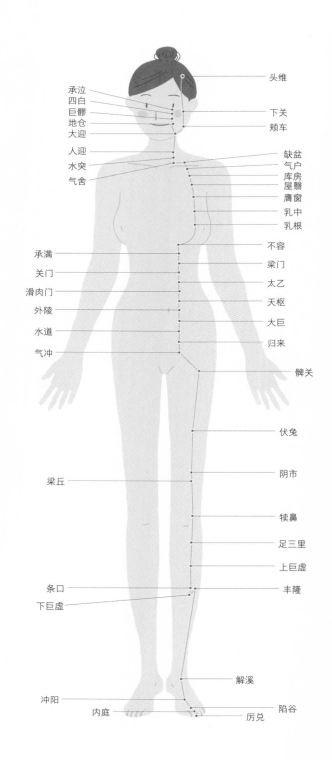

足
阳
明
胃
经

承泣
四白
巨髎
地仓
大迎

人迎
水突
气舍

头维
下关
颊车

缺盆
气户
库房
屋翳
膺窗
乳中
乳根

承满
关门
滑肉门
外陵
水道
气冲

不容
梁门
太乙
天枢
大巨
归来

髀关

伏兔

阴市

梁丘

犊鼻
足三里
上巨虚
丰隆

条口
下巨虚

解溪

冲阳
内庭

陷谷
厉兑

足太阴脾经

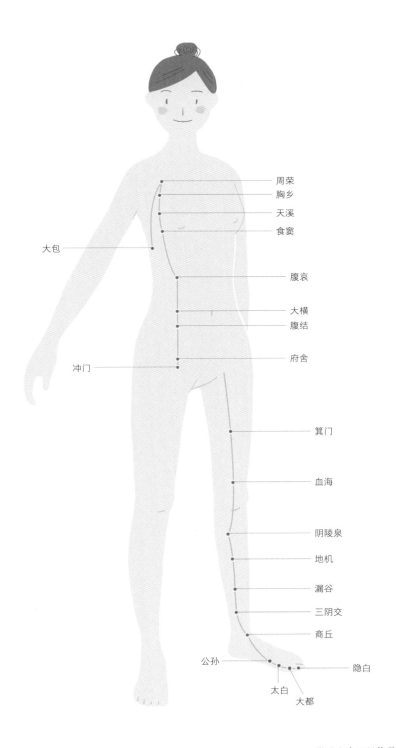

周荣
胸乡
天溪
食窦
大包
腹哀
大横
腹结
冲门
府舍
箕门
血海
阴陵泉
地机
漏谷
三阴交
商丘
公孙
太白
大都
隐白

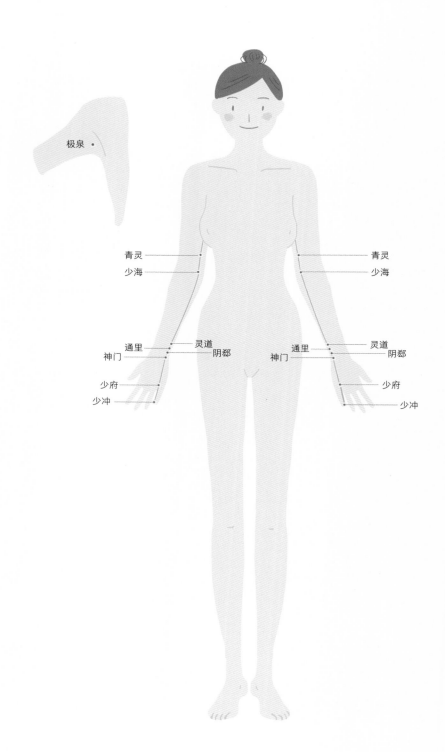

手少阴心经

极泉

青灵 —— 青灵
少海 —— 少海

通里 —— 灵道   通里 —— 灵道
神门 —— 阴郄   神门 —— 阴郄

少府 ——   —— 少府
少冲 ——   —— 少冲

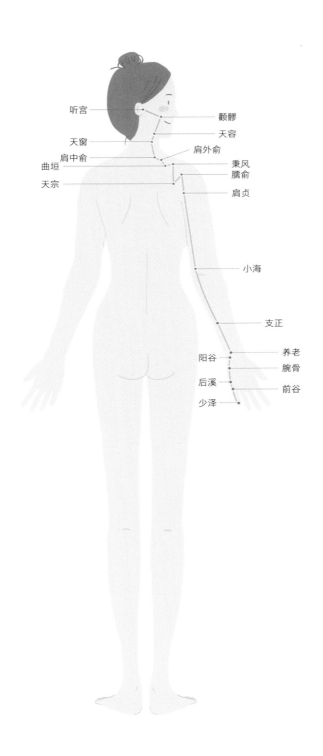

手太阳小肠经

听宫　　　　　　　　　　　　颧髎
　　　　　　　　　　　　　　　天容
天窗
肩中俞　　　　　　　　　　肩外俞
曲垣　　　　　　　　　　　　秉风
天宗　　　　　　　　　　　　臑俞
　　　　　　　　　　　　　　肩贞

小海

支正

养老
阳谷　　　　　　　　　　　　腕骨
后溪　　　　　　　　　　　　前谷
少泽

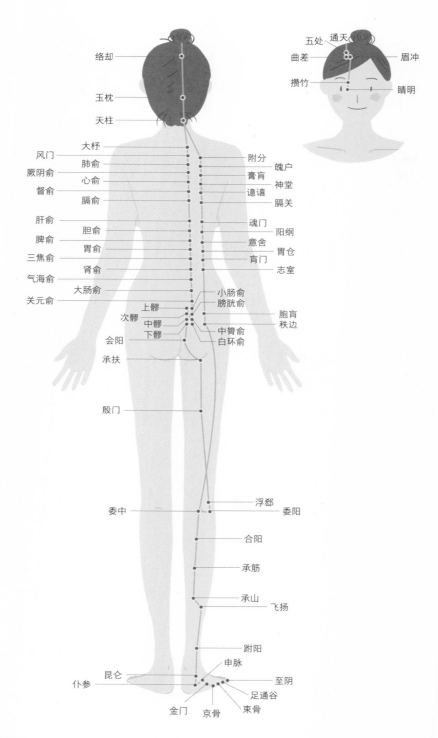

足太阳膀胱经

络却
玉枕
天柱

风门　大杼
肺俞
厥阴俞　心俞
督俞　膈俞

肝俞　胆俞
脾俞　胃俞
三焦俞　肾俞
气海俞
关元俞　大肠俞

上髎
次髎　中髎
下髎
会阳

承扶

殷门

委中

昆仑
仆参

金门　京骨

五处　通天
曲差　眉冲
攒竹　睛明

附分　魄户
膏肓　神堂
譩譆　膈关

魂门　阳纲
意舍　胃仓
肓门　志室

小肠俞
膀胱俞
中膂俞　胞肓　秩边
白环俞

浮郄　委阳

合阳

承筋

承山　飞扬

跗阳

申脉　至阴
足通谷
束骨

足少阴肾经

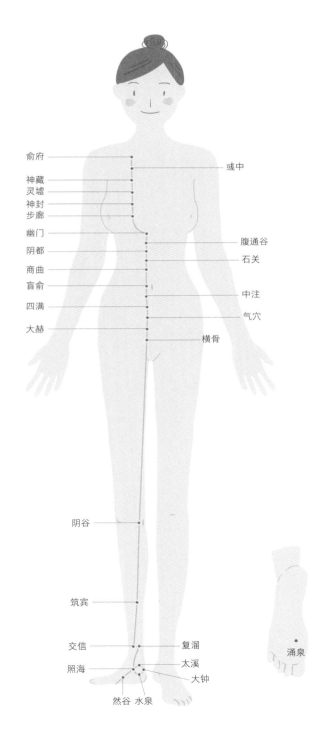

俞府
神藏
灵墟
神封
步廊
幽门
阴都
商曲
盲俞
四满
大赫

或中

腹通谷
石关

中注
气穴

横骨

阴谷

筑宾

交信
照海

然谷 水泉

复溜
太溪
大钟

涌泉

手厥阴心包经

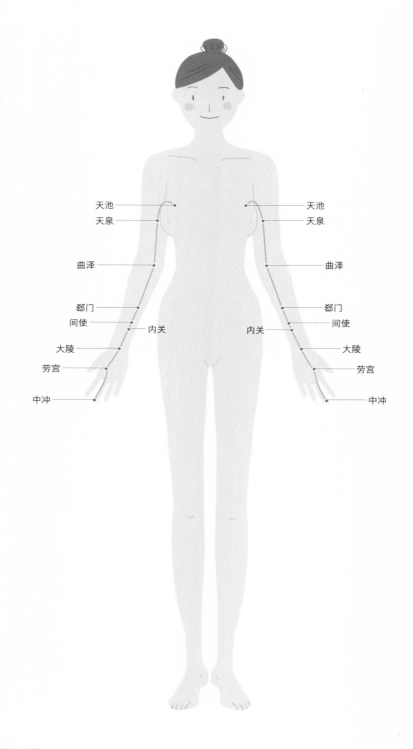

天池
天泉
曲泽
郄门
间使
内关
大陵
劳宫
中冲

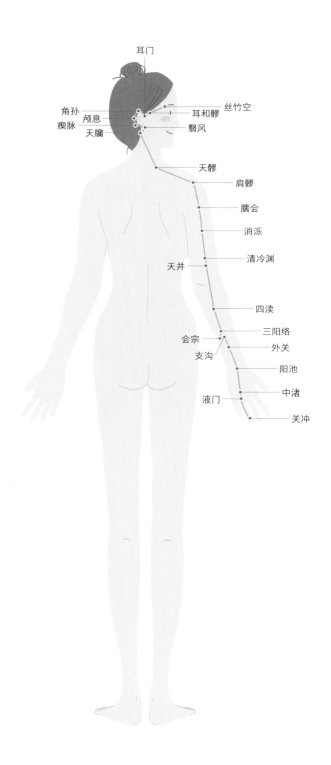

手少阳三焦经

耳门

角孙　　丝竹空
颅息　　耳和髎
瘛脉　　翳风
天牖

天髎
肩髎
臑会
消泺
清冷渊
天井
四渎
三阳络
会宗　　外关
支沟　　阳池
中渚
液门
关冲

足少阳胆经

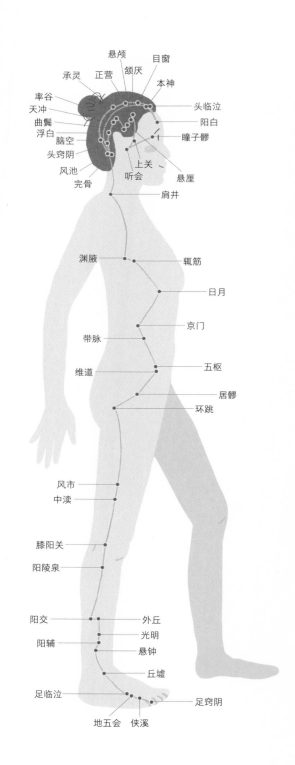

悬颅
目窗
承灵　正营　颔厌　本神
率谷　　　　　　　　头临泣
天冲　　　　　　　　阳白
曲鬓　　　　　　　　瞳子髎
浮白　脑空
头窍阴　　　　上关
风池　听会　　悬厘
完骨

肩井

渊腋　　　　　辄筋

日月

京门

带脉

维道　　　　　五枢

居髎

环跳

风市
中渎

膝阳关
阳陵泉

阳交　　　　　外丘
阳辅　　　　　光明
　　　　　　　悬钟
　　　　　　丘墟
足临泣　　　　　　足窍阴
地五会　侠溪

足厥阴肝经

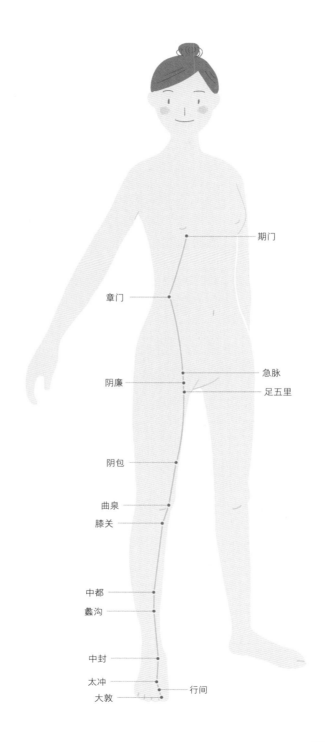

期门

章门

急脉

阴廉

足五里

阴包

曲泉

膝关

中都

蠡沟

中封

太冲

行间

大敦

图书在版编目（CIP）数据

经络精油芳疗小百科 / 褚柏菁著. —北京：中国
轻工业出版社，2022.9

ISBN 978-7-5184-3830-3

Ⅰ.①经… Ⅱ.①褚… Ⅲ.①香精油—疗法 Ⅳ.
①R459.9

中国版本图书馆 CIP 数据核字（2021）第 279247 号

策划编辑：钟　雨　　责任终审：李建华　　整体设计：锋尚设计
责任编辑：钟　雨　　责任校对：宋绿叶　　责任监印：张　可

出版发行：中国轻工业出版社（北京东长安街6号，邮编：100740）
印　　刷：北京博海升彩色印刷有限公司
经　　销：各地新华书店
版　　次：2022年9月第1版第1次印刷
开　　本：710×1000　1/16　印张：14
字　　数：200千字
书　　号：ISBN 978-7-5184-3830-3　定价：98.00元
邮购电话：010-65241695
发行电话：010-85119835　传真：85113293
网　　址：http://www.chlip.com.cn
Email：club@chlip.com.cn
如发现图书残缺请与我社邮购联系调换
200560S6X101ZYW